**Fisioterapia nas Lesões
da Coluna Vertebral**

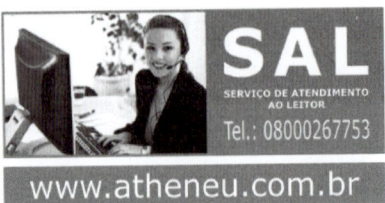

Fisioterapia nas Lesões da Coluna Vertebral

EDITORES

Vera Lúcia dos Santos Alves

Graduada em Fisioterapia pela Universidade Federal de São Carlos (UFSCar). Mestre em Gerontologia pela Pontifícia Universidade Católica de São Paulo (PUC-SP), doutorado e pós-doutorado em Ciências da Saúde pela Faculdade de Ciências Médicas da Santa Casa de São Paulo (FCMSCSP). Responsável pelo Serviço de Fisioterapia do Hospital Santa Isabel – Unidade Veridiana, diretora da Unidade de Reabilitação Global, coordenadora do Curso de Especialização *lato sensu* em Fisioterapia nas Afecções da Coluna da FCMSCSP, coordenadora do Departamento de Fisioterapia Respiratória da Sociedade Brasileira de Asmáticos, diretora executiva do Departamento de Fisioterapia da Sociedade de Cardiologia do Estado de São Paulo. Especialista em Gestão em Saúde pela Fundação Getúlio Vargas (FGV) e coordenadora do Instituto de Pesquisa Clínica da Santa Casa de São Paulo.

Robert Meves

Médico ortopedista pela Universidade Estadual de Campinas (Unicamp). Mestrado em Medicina, Ortopedia e Traumatologia pela Faculdade de Ciências Médicas da Santa Casa de São Paulo (FCMSCSP) e doutorado e pós-doutorado em Ciências da Saúde pela FCMSCSP. Chefe do Grupo de Coluna do Pavilhão Fernandinho Simonsen, professor-assistente do Departamento de Ortopedia e Traumatologia da FCMSCSP e coordenador do Internato da Ortopedia da FCMSCSP.

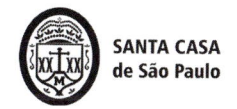

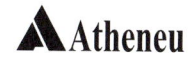

EDITORA ATHENEU

São Paulo	Rua Jesuíno Pascoal, 30 Tel.: (11) 2858-8750 Fax: (11) 2858-8766 E-mail: atheneu@atheneu.com.br
Rio de Janeiro	Rua Bambina, 74 Tel.: (21) 3094-1295 Fax: (21) 3094-1284 E-mail: atheneu@atheneu.com.br
Belo Horizonte	Rua Domingos Vieira, 319, conj. 1.104

PRODUÇÃO EDITORIAL: Sandra Regina Santana

CAPA: Equipe Atheneu

Dados Internacionais de Catalogação na Publicação (CIP)
(Câmara Brasileira do Livro, SP, Brasil)

Fisioterapia nas lesões da coluna vertebral / editores Vera Lúcia dos Santos Alves, Robert Meves . -- São Paulo : Editora Atheneu, 2014.

Vários colaboradores.
Bibliografia.
ISBN 978-85-388-0504-5

1. Coluna vertebral - Doenças - Prevenção 2. Coluna vertebral - Doenças - Tratamento 3. Fisioterapia I. Alves, Vera Lúcia dos Santos. II. Meves, Robert.

CDD-616.73
NLM-WE 725

14-02850

Índices para catálogo sistemático:

1. Coluna vertebral : Doenças : Cuidados : Medicina 616.73

2. Coluna vertebral : Doenças : Tratamento : Medicina 616.73

Colaboradores

Claudia Kazue Yamaguchi

Graduação e residência médica em Radiologia pela Irmandade da Santa Casa de Misericórdia de São Paulo (ISCMSP). Especialista em Radiologia do Sistema Musculoesquelético pelo Departamento de Diagnóstico por Imagem da Escola Paulista de Medicina da Universidade Federal de São Paulo (EPM/Unifesp). Mestrado pelo Departamento de Diagnóstico por Imagem da EPM/Unifesp. Membro titular do Colégio Brasileiro de Radiologia. Médica-Assistente do Setor de Musculoesquelético do Serviço de Diagnóstico por Imagem da ISCMSP.

Débora Pinheiro Ledio Alves

Graduada em Fisioterapia pela Faculdade do Clube Náutico Mogiano, especialista em Fisiologia do Exercício e Treinamento Resistido pela Faculdade de Medicina da Universidade de São Paulo (FMUSP). Professora e supervisora da Irmandade da Santa Casa de Misericórdia de São Paulo (ISCMSP). Mestre em Ciências da Saúde pela Faculdade de Ciências Médicas da Santa Casa de São Paulo (FCMSCSP).

Eduardo Filoni

Graduado em Fisioterapia pela Universidade Guarulhos (UnG). Especialista em Educação na área de Biociências. Mestre e doutor em Saúde da Criança e do Adolescente pela Universidade Estadual de Campinas (Unicamp). Professor da Universidade Cruzeiro do Sul e coordenador do Curso de Fisioterapia e CST de Radiologia da Universidade de Mogi das Cruzes (UMC).

Emília Cardoso Martinez

Fisioterapeuta pós-graduada em Fisioterapia Musculoesquelética pela Irmandade da Santa Casa de Misericórdia de São Paulo (ISCMSP). Professora convidada da Faculdade de Ciências Médicas da Santa Casa de São Paulo (FCMSCSP), professora-assistente do Centro Universitário das Faculdades Metropolitanas Unidas (FMU) e supervisora de estágio do Centro Universitário das FMU.

Frederico Carbone Filho

Graduado em Medicina pela Universidade de Mogi das Cruzes (UMC), residência médica pelo Instituto Dante Pazzanese de Cardiologia e aperfeiçoamento em Clínica Médica pela Irmandade da Santa Casa de Misericórdia de São Paulo (ISCMSP). Atualmente, é médico segundo-assistente do Serviço de Terapia Intensiva e Diretor Médico do Hospital Santa Isabel.

Glauber Alvarenga

Fisioterapeuta especialista em reabilitação musculoesquelética pela Irmandade da Santa Casa de Misericórdia de São Paulo (ISCMSP). Aprimoramento em reabilitação de joelho e quadril pela ISCMSP. Professor do curso de Fisioterapia das Faculdades Metropolitanas Unidas (FMU).

Guinel Hernandez Filho

Graduado em Medicina pela Faculdade de Ciências Médicas da Santa Casa de São Paulo (FCMSCSP). Residência Médica em Diagnóstico por Imagem (Radiologia) na Irmandade da Santa Casa de Misericórdia de São Paulo (ISCMSP), onde atualmente é médico segundo-assistente.

Gustavo Fogolin

Fisioterapeuta especialista em disfunções musculoesqueléticas pela Universidade São Judas Tadeu (USJT). Pesquisador colaborador da Unidade de Epidemiologia Clínica do Instituto do Coração do Hospital das Clínicas da Faculdade de Medicina da Universidade de São Paulo (InCor/HC-FMUSP) na área de Medicina Baseada em Evidências.

Helder Henzo Yamada

Graduado em Medicina pela Faculdade de Medicina de Catanduva. Curso de Especialização em Ortopedia e Traumatologia e aperfeiçoamento em Ortopedia Pediátrica e Doenças Neuromusculares pela Irmandade da Santa Casa de Misericórdia de São Paulo (ISCMSP). Segundo-assistente do Departamento de Ortopedia e Traumatologia da ISCMSP.

Henry Dan Kiyomoto

Graduação em Fisioterapia pela Universidade São Judas Tadeu (USJT). Especialização em Reabilitação Esportiva pela Escola Paulista de Medicina da Universidade Federal de São Paulo (Unifesp/EPM) e Aprimoramento em Ortopedia e Traumatologia pela Irmandade da Santa Casa de Misericórdia de São Paulo (ISCMSP). MBA pela Fundação Instituto de Pesquisas Econômicas da Universidade de São Paulo em Avaliação de Tecnologia em Saúde e Avaliação Econômica. Mestrado em Educação Física pela Universidade USJT.

Judymara Lauzi Gozzani

Graduada em Medicina pela Escola Paulista de Medicina da Universidade Federal de São Paulo (EPM/Unifesp). Mestre e doutora pela Unifesp/EPM. Títulos de Atuação em Dor e de Especialista em Anestesiologia, outorgados pela Associação Médica Brasileira e Sociedade Brasileira de Anestesiologia. Professora da Unifesp.

Luciano Antonio Nassar Pellegrino

Graduado em Medicina pela Universidade Federal do Paraná (UFPR) e pela United States Medical Licensing Examination/Educational Commission for Foreign Medical Graduates (USMLE/ECFMG) (EUA). Residência Médica em Ortopedia e Traumatologia pela Irmandade da Santa Casa de Misericórdia de São Paulo (ISCMSP). Especialização em Cirurgia da Coluna Vertebral pela ISCMSP. Mestrado em Ortopedia e Traumatologia pela Faculdade de Ciências Médicas da Santa Casa de São Paulo (FCMSCSP).

Maria Fernanda Silber Caffaro

Médica ortopedista pela Faculdade de Ciências Médicas da Santa Casa de Misericórdia de São Paulo (FCMSCSP). Residência Médica em Ortopedia e Traumatologia no Departamento de Ortopedia e Traumatologia da FCMSCSP. Mestrado e doutorado pela FCMSCSP. Professora-assistente da FCMSCSP. Médica-assistente do Grupo de Coluna do Departamento de Ortopedia e Traumatologia da Santa Casa de São Paulo.

Mariana Kei Toma

Graduada em Medicina pela Faculdade de Medicina de Ribeirão Preto da Universidade de São Paulo (FMRP-USP) e residência em Ginecologia e Obstetrícia, Radiologia e Radiologia em Musculoesquelético na Irmandade da Santa Casa de Misericórdia de São Paulo (ISCMSP). Médica-assistente da Ultrassonografia do Serviço de Diagnóstico e Imagem da ISCMSP.

Patrícia Maria de Moraes Barros Fucs

Graduada em Medicina pela Faculdade de Ciências Médicas da Santa Casa de São Paulo (FCMSCSP) e doutora em Medicina pela FCMSCSP. Chefe de Clínica Adjunta da Irmandade da Santa Casa de Misericórdia de São Paulo (ISCMSP), Departamento de Ortopedia e Traumatologia. Professora Adjunta da FCMSCSP nas disciplinas da Graduação e da Pós-Graduação. Professora e orientadora do Curso de Pós-Graduação em Ciências da Saúde, nível Mestrado e Doutorado. Chefe da equipe da emergência em Ortopedia Pediátrica do Hospital Infantil Sabará, São Paulo.

Osmar Avanzi

Médico ortopedista formado em Medicina pela Faculdade de Ciências Médicas da Santa Casa de São Paulo (FCMSCSP) e doutor em Medicina também pela FCMSCSP. Diretor do Departamento de Ortopedia e Traumatologia da Irmandade da Santa Casa de Misericórdia de São Paulo (ISCMSP) e professor titular da FCMSCSP. Representante da Comissão Científica da FCMSCSP e presidente da Comissão de Graduação da Sociedade Brasileira de Ortopedia e Traumatologia.

Ricardo Umeta

Graduado em Medicina pela Faculdade de Medicina de Marília (Famema). Especialista em Cirurgia da Coluna Vertebral. Mestre em Ortopedia e Traumatologia pela Faculdade de Ciências Médicas da Santa Casa de São Paulo (FCMSCSP). Médico do Departamento de Ortopedia e Traumatologia da Irmandade da Santa Casa de Misericórdia de São Paulo (ISCMSP), Grupo de Coluna.

Vivian Bertoni Xavier

Fisioterapeuta especialista em Fisioterapia Respiratória e Docência do Ensino Superior, mestre em Ciências da Saúde pela Faculdade de Ciências Médicas da Santa Casa de São Paulo (FCMSCSP). Atua como professora em graduação e pós-graduação e gerência de equipe de fisioterapeutas.

Dedicatória

*Esta obra é dedicada a todos os fisioterapeutas
que buscam o atendimento de excelência ao
paciente com afecção da coluna vertebral.*

Prefácio

Ao receber o convite para escrever este prefácio, deparei-me com um livro que preenche mais uma etapa, no longo trabalho de se dar continuidade ao caminho de excelência para um Serviço de Ortopedia. Entendo que é o caso do nosso Departamento de Ortopedia e Traumatologia da Irmandade da Santa Casa de São Paulo na preocupação, como sempre, em melhor atender os pacientes portadores de afecções na coluna vertebral.

Durante a estruturação do sumário e a escrita dos capítulos, pude acompanhar e intermediar diversas discussões sempre embasadas em conceitos modernos, mostrando o esforço de todos os profissionais envolvidos em melhor transmitir seus conhecimentos e experiência.

Do ponto de vista acadêmico e pela experiência que temos na participação do Grupo de Afecções da Coluna Vertebral desse Departamento, não só no Curso de Graduação, como no de Pós-Graduação, e vinculados à Faculdade de Ciências Médicas da Santa Casa de São Paulo, muito do que aqui é mostrado tem um papel importante na qualidade e no correto direcionamento do aprendizado.

Tenho certeza também de que iniciativas como esta permitirão complementar a formação de profissionais na habilidade e na sua competência em melhor atender os pacientes portadores de afecções da coluna vertebral.

Assim sendo, acredito que os leitores desta obra muito aproveitarão seu conteúdo e sua aplicabilidade na vida prática diária.

Prof. Dr. Osmar Avanzi
Diretor do Departamento de Ortopedia e Traumatologia da Santa Casa de São Paulo
Professor Titular da Faculdade de Ciências Médicas da Irmandade da Santa Casa de São Paulo

Apresentação

Esta obra foi idealizada com o intuito de fornecer subsídios para atendermos o paciente que apresenta afecções da coluna vertebral, buscando a excelência no atendimento.

O maior propósito foi o de fornecer, aos fisioterapeutas, informações práticas e atuais que pudessem ser rapidamente consultadas. Isso só foi possível graças à experiência científica e assistencial acumulada por seus colaboradores.

Esta obra é composta por 12 capítulos e 18 colaboradores de vários estados do Brasil. Aborda todos os aspectos da Fisioterapia nas Afecções da Coluna Vertebral, desde a prevenção primária até a reabilitação e retorno às atividades de vida diária e as de esporte.

Esperamos, com esta publicação, atingir uma das mais importantes metas da nossa instituição, constante aprimoramento e atualização dos profissionais envolvidos na assistência ao paciente.

Gostaríamos de agradecer a todos os colaboradores deste livro, a toda a Administração do Complexo Santa Casa e todos os profissionais que colaboraram para alcançarmos esse objetivo.

Vera Lúcia dos Santos Alves
Robert Meves

Sumário

Capítulo 1

Anatomia e Fisiologia da Coluna Vertebral

Osmar Avanzi

Robert Meves

INTRODUÇÃO

A coluna é formada usualmente por 33 vértebras, sendo sete cervicais, 12 torácicas, cinco lombares, cinco elementos fundidos sacrais e quatro ou cinco do cóccix[1].

Uma vértebra típica é composta por dois principais componentes: uma massa óssea cilíndrica e o arco vertebral posterior, que está unido aos corpos no aspecto dorsolateral por dois pilares robustos, os pedículos do arco vertebral posterior[2-4]. Estes, pertencendo ao arco vertebral posterior, são unidos dorsalmente por um par de lâminas planas arqueadas unidas na linha média por uma projeção dorsal: o processo espinal ou espinhoso, como é conhecido na prática[5,6]. Os pedículos, as lâminas e o dorso do corpo formam o forâmen intervertebral, um anel completamente ósseo que envolve a medula espinal. Próximo à junção entre os pedículos e as lâminas, verificam-se os processos transversos e os processos articulares superiores e inferiores na região articular sinovial posterior[7-10].

Os processos articulares formam uma articulação diartrósica ou sinovial. Lateralmente à articulação, existe uma proeminência óssea (processo mamilar) onde se encontram múltiplas origens e inserções das musculaturas espinais. A implicação na prática clínica é o desenvolvimento das alterações típicas de grandes articulações do corpo como a do joelho e quadril, como osteofitose e frouxidão capsuloligamentar. O fator complicador na coluna é a proximidade dos elementos do sistema nervoso, levando a dores radiculares ou neuropáticas[1-10].

A *pars interarticularis*

Ao longo das últimas duas décadas, o termo "*pars interarticularis*" ganhou aceitação comum para definir as partes do arco que se encontram entre as facetas articulares superior e inferior de todos os elementos móveis vertebrais abaixo de C1 ou lombares, com implicação na anatomia das lesões traumáticas em hiperextensão, displásicas ou degenerativas[1] (Figs. 1.1 e 1.2).

Características regionais

Vértebras cervicais

Das sete vértebras cervicais, as duas primeiras possuem características ímpares em relação às outras. A primeira vértebra cervical é constituída de um arco anterior e um arco posterior, unidos por duas massas laterais. As massas laterais correspondem à união dos pedículos e dos pilares articulares com superfícies articulares. C1 articula-se superiormente com o occipício e inferiormente com C2.

O atlas não tem corpo vertebral, pois durante o desenvolvimento o que seria o corpo vertebral se transforma em parte do processo odontoide de C2, que serve como pivô para o movimento articular atlantoaxial. Outra característica especial é a ausência de disco intervertebral de C1-C2.

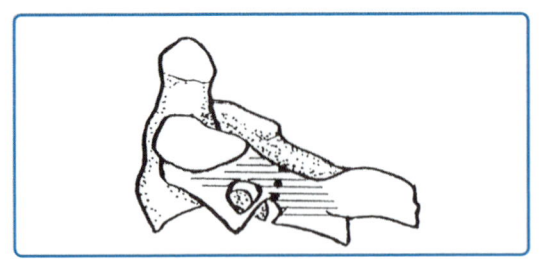

Fig. 1.1. A região listada representa a *pars interarticularis* que está fraturada na fratura do enforcado. [Fonte: Rothman-Simeone: the spine (2-Volume Set)]

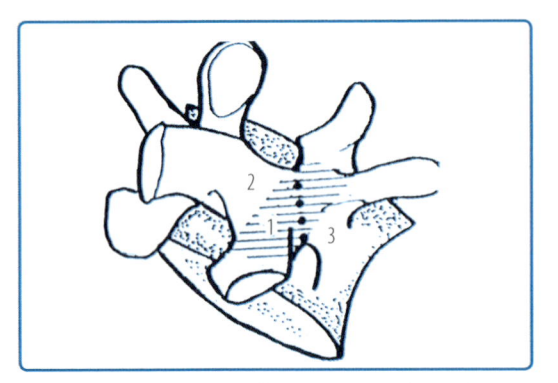

Fig. 1.2. A região **1** corresponde a *pars interarticularis*, a **2** corresponde à lâmina e a **3** corresponde ao pedículo de vértebra lombar. [(Fonte: *Rothman-Simeone: the Spine* (2-Volume Set)]

O restante das vértebras mantém uma similaridade entre si. Entre C3-C5, o processo espinhoso é bífido em contraste com C6 e C7[8-15] (Fig. 1.3).

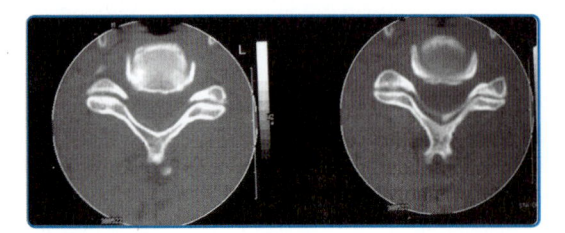

Fig. 1.3. A tomografia axial ilustra a espinha bífida da coluna cervical baixa.

Vértebra torácica

As vértebras torácicas articulam-se com arcos costais e constituem o segmento mais rígido das vértebras pressacrais. Elas mantêm íntima relação com alguns componentes intratorácicos, como a aorta descendente[1] (Fig. 1.4).

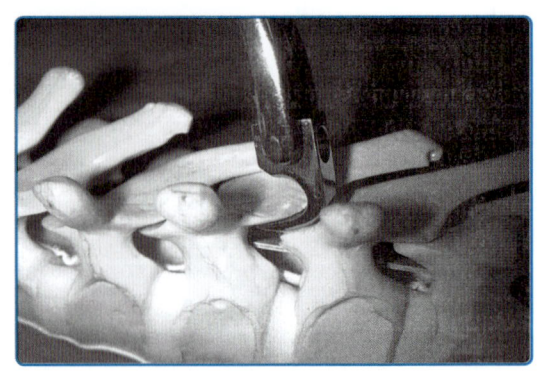

Fig. 1.4. O pedículo do arco vertebral pode ser ponto de fixação de implantes com ganchos.

Vértebras lombares

Suas características principais são a inexistência de forames nos processos transversos e a ausência de articulações costais. Apresentam um robusto corpo vertebral. A posição das facetas articulares permite o movimento de flexoextensão na região lombar[2] (Figs. 1.5 e 1.6).

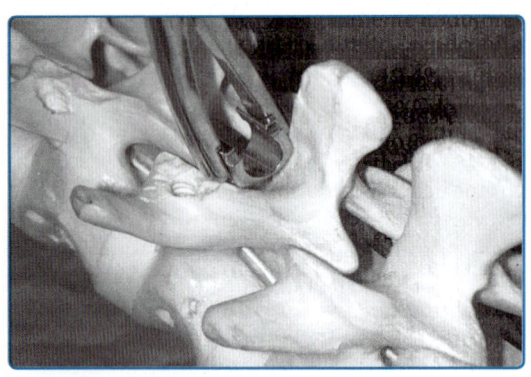

Fig. 1.5. A lâmina também pode ancorar ganchos.

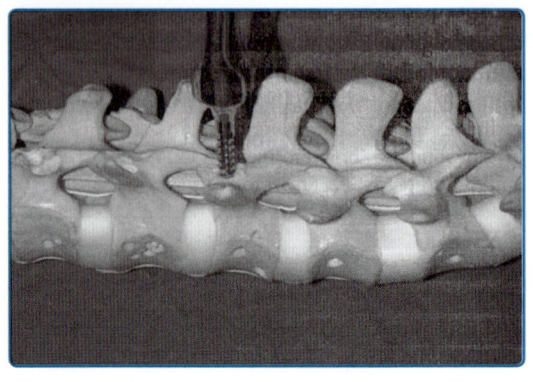

Fig. 1.6. O pedículo do arco vertebral pode ser ponto de fixação de implantes como os parafusos pediculares.

Vértebras sacrais

O sacro representa a fusão de cinco vértebras, que formam um único osso complexo triangular, que conecta a coluna à pelve. Apresenta concavidade na sua superfície ventral e convexidade na superfície dorsal. Tem projeções laterais que se articulam com o ilíaco. Nas fusões laterais, apresenta forames, por onde surgem os nervos sacrais[3].

A coluna vertebral tem como função promover a proteção da medula espinhal sob um arcabouço osteoligamentar com certa mobilidade e que nos permite assumir uma posição ereta para exercermos as atividades diárias. É composta por vértebras, discos, ligamentos e parte muscular[5].

A coluna deve ser visualizada de dois principais planos: sagital e coronal. No plano coronal, a coluna vertebral aparenta-se simétrica e alinhada, porém no plano sagital apresenta quatro curvaturas: as lordoses (i.e.: com convexidade anterior), na região cervical e lombar, e as cifoses (convexidade posterior), nas regiões torácica e sacra[1-5].

A divisão da coluna vertebral se dá da seguinte maneira:

- Cervical: C1-C7;
- Torácica: T1-T12;
- Lombar: L1-L5;
- Sacral: S1-S5;
- Coccígea: C1-C4.

Em síntese, apesar de as vértebras apresentarem características diferentes, algumas regiões são comuns, como o corpo vertebral, pedículo, processo transverso, lâmina, processos articulares e canal vertebral.

FISIOLOGIA

Anteriormente, o corpo vertebral sustenta 80% das cargas aplicadas à coluna vertebral. Posteriormente, é formado por cinco elementos básicos[3-5,12]:

- Pedículos: em número de dois, um para cada lado, são cilindros que unem a parte anterior do corpo com os elementos posteriores;
- Lâmina: consiste em um escudo de osso cortical que protege a medula espinal;
- Processo espinhoso: projeta-se posteriormente e situa-se no ponto de fusão das lâminas, ponto mais superficial se visto posteriormente;
- Processo transverso: projeta-se lateralmente para a esquerda e para a direita e situa-se na junção da lâmina e pedículo;
- Processos articulares: dois superiores e dois inferiores; sua parte recoberta por cartilagem hialina é denominada faceta.

Uma diferença óbvia entre essas regiões é a curvatura no plano sagital. A cifose torácica e a sacral são consideradas curvas primárias, pois já existem desde o nascimento. A lordose desenvolve-se secundariamente para permitir a postura em ortostase. O objetivo principal da coluna é prover suporte axial para a cabeça e o tronco, ao mesmo tempo que permite inclinação e rotação e protege estruturas neurais[2].

Entre 70% e 90% da carga axial estática é suportada pelo osso esponjoso do corpo vertebral. Os processos servem como braço de alavanca para fornecer vantagem mecânica aos músculos inseridos nessas superfícies. O osso esponjoso normal da vértebra tem densidade óssea de cerca de 15%. O módulo de elasticidade e de resistência depende diretamente da densidade. A diminuição de 25% na densidade acarreta, em 50%, redução na resistência. O córtex denso do corpo também passa a suportar grande parte da carga, com a redução da densidade do osso esponjoso decorrente da osteoporose, que pode chegar a um terço da densidade original. Essa redução ocorre de anterior para posterior e de medial para lateral. No entanto, graças à placa terminal, a carga axial acaba sendo uniformemente distribuída. A localização mais resistente da placa terminal é a periferia do anel epifisário[5-7].

As articulações facetárias (diartroses), em conjunto com o disco intervertebral (sindesmose fibrocartilaginosa), formam a articulação intervertebral. As facetas reduzem a amplitude de movimento no sentido anteroposterior e rotação axial e têm orientações diferentes em cada região da coluna: (1) na cervical são horizontalizadas e permitem movimento associado de inclinação e rotação da cabeça; (2) na torácica, têm orientação coronal com discreta inclinação medial no plano transversal, permitindo rotação axial e com centro de rotação projetado no centro do corpo vertebral; (3) na lombar, têm orientação sagital, sendo efetivas no bloqueio da rotação axial[2].

As facetas suportam, em ortostase, entre 10% e 20% da carga axial; em hiperextensão, até 30%; e em flexão; 50%. São altamente inervadas e, portanto, fonte de dor lombar.

O núcleo pulposo ocupa cerca de 30% a 50% da área de secção do corpo vertebral e contém quase exclusivamente fibras de colágeno tipo II, além de água (70% e 90% do volume em discos normais) e proteoglicanos. A água é substituída gradualmente por matriz fibrosa, e a isso se associa a perda de elasticidade com o passar dos anos.

Os discos são nutridos por vasos que correm ao longo da placa terminal. Com o passar dos anos, ocorre progressiva calcificação da placa terminal, que impede essa nutrição e contribui para a degeneração discal. O disco é considerado a maior estrutura avascular no corpo humano.

O ânulo fibroso é composto de camadas concêntricas de fibras colágenas, principalmente do tipo I (com a degeneração, elas são substituídas pelas do tipo II), em 30° com a horizontal e 120° entre as camadas adjacentes. A região anterior dos ânulos é a mais resistente (cerca de 20 camadas) e a posterolateral é a mais delicada (12 camadas). Muitas camadas não são contínuas, e isso pode ser responsável pela formação de fissuras circunferenciais e radiais. O disco suporta cargas fisiológicas em tensão. O ânulo anterior revela módulo de tensão maior que o posterior, independente da intensidade e da direção da carga. Isso significa uma fraqueza potencial posterolateral. O ânulo é menos resistente na direção radial, que tende a separar as camadas laminares.

A pressão no núcleo pulposo é influenciada por cargas externas no tronco e divide a carga com tensão na musculatura paravertebral. Atividades moderadas como caminhar ou subir escadas em comparação com postura em ortostase podem dobrar a pressão no núcleo pulposo. Carregar 20 kg pode elevá-la em quatro vezes, por exemplo[2-14].

A pressão intradiscal em indivíduos saudáveis é proporcional à das cargas compressivas. O máximo é cerca de 1,5 vez a força aplicada, dividida pela área de secção do disco. Em virtude dessa proporção, a pressão discal pode ser usada para estimar a carga compressiva aplicada. A pressão leva a um abaulamento de cerca de 0,5 mm da placa terminal para dentro do corpo vertebral. Se a carga for excessiva, pode ocorrer uma fratura da placa terminal na região central[10-15].

A degeneração discal leva a mudanças graduais: redução do volume do núcleo pulposo, diminuição da altura, fissuras radiais, abaulamento do ânulo e possíveis defeitos na placa terminal, com material discal herniado para dentro do corpo vertebral. Isso diminui a distribuição da pressão hidrostática, com concentração de estresse nas regiões anulares posteriores[2].

A degeneração discal também afeta outros elementos. As facetas tornam-se incongruentes e os ligamentos, frouxos (hipermobilidade). Somente tardiamente, com o quase completo colapso do disco e a formação de osteófitos em ponte, ocorrem a redução da instabilidade e uma fusão espontânea do segmento[5,12].

A musculatura é dividida, de acordo com a localização, em seis grupos: (1) espinhais posteriores, (2) anteriores, (3) segmentares, (4) intercostais, (5) abdominais, (6) superficiais. O maior risco de lesão ocorre principalmente em alongamento forçado, quando o músculo está maximamente contraído.

Os ligamentos são viscoelásticos, transmitem somente cargas tensionais e, como resultado, limitam o movimento. Fisiologicamente, trabalham em condições relativamente próximas a sua carga máxima suportada, sendo, portanto, mais suscetíveis à lesão[3,12].

O movimento da coluna vertebral, em comparação com outras articulações do corpo, é relativamente não constrito e exibe amplitude de movimento (ADM) relevante nos planos de movimento. A força leva a movimento linear e o momento, a movimento angular. Momento e força são chamados de "carga". O movimento raramente envolve somente um plano de movimento (geralmente é complexo). O centro de rotação é útil para descrever esse movimento complexo. Em uma coluna normal geralmente ele é confinado a uma pequena área. Na coluna instável, essa área aumenta dramaticamente[3,12].

Na coluna cervical inferior, a inclinação lateral para a esquerda produz concomitantemente rotação axial esquerda devida à orientação das facetas. Na coluna lombar, a inclinação lateral causa rotação axial direita nos segmentos proximais e rotação axial esquerda na articulação lombossacra[3,4,12].

O segmento L4-L5 é transicional. A maioria dos indivíduos faz inclinação e rotação na mesma direção, mas ela varia entre os indivíduos e pode ser alterada após alterações estruturais que aumentem ou diminuam a frouxidão ligamentar[3,12].

A instabilidade segmentar pode ser descrita de diferentes maneiras. A perda da habilidade da coluna em manter sua estrutura sob cargas fisiológicas sem causar déficit neurológico pode levar a deformidades ou dor incapacitante. É decorrente de estruturas passivas e ativas. Quando ocorre falência das estruturas passivas, geralmente resultando em dor, é essencial que as estruturas ativas estejam prontas para compensar (treinamento muscular abdominal e estabilização espinal). A instabilidade pode ser causada por anomalias congênitas, como espondilolistese, ou patologia adquirida, como osteoartrose, tumor, infecção, trauma, ou iatrogênica nas cirurgias. O diagnóstico de instabilidade pode ser auxiliado por radiografias em flexoextensão, no entanto são exames estáticos, apesar de serem chamados de dinâmicos. A instabilidade é provavelmente mais bem identificada com o aumento da carga axial provocando movimentos anormais[3-15].

Coluna cervical

As duas primeiras vértebras cervicais têm características ímpares em relação às outras. O atlas (C1) articula-se superiormente com o occipício e inferiormente com C2, o áxis. O atlas não tem corpo vertebral, pois durante o desenvolvimento o que seria o corpo vertebral se transforma em parte do processo odontoide de C2. Outra característica especial é a ausência de disco intervertebral de C1-C2. Estudos fisiológicos evidenciam que aproximadamente 50% da mobilidade cervical ocorrem na coluna cervical alta. A implicação prática é a grande limitação funcional nos pacientes submetidos à fusão da coluna cervical alta[1-4].

O restante das vértebras mantém uma similaridade entre si. Entre C3-C5, o processo espinhoso é bífido em contraste com os de C6 e C7. Fisiologicamente, distribuem o restante da mobilidade cervical[1-4].

Coluna torácica

Conforme analisamos vértebras mais caudais, observamos corpos vertebrais que ganham volume e tamanho. A cifose torácica tem seu ápice em T7-8. A coluna torácica vai de T1 até T12 e apresenta-se mais rígida que os outros setores por causa das costelas, que são em número de 12 pares.

Próximo à raiz dos pedículos, situam-se superior e inferiormente as hemifacetas, que, somadas com seu par cranial ou caudal, se articulam com as costelas. Exceção a essa regra é T9, que não apresenta uma hemifaceta inferior, ou seja, a partir de T10. Cada costela articula-se com apenas uma vértebra. O canal vertebral é mais estreito, o que fisiologicamente explica o maior risco de disfunções neurofisiológicas por afecções tumorais ou traumáticas. A rigidez fornecida pelas articulações costotranversárias justifica a rigidez desse segmento na coluna e a menor incidência de fraturas ou ruptura degenerativa do disco intervertebral[1-12].

Coluna lombar

Consistindo de cinco vértebras (L1-L5), essa região apresenta curva lordótica e vértebras de maior tamanho. O processo espinhoso é maior, os pedículos são menores, mas o corpo vertebral é muito maior que o das outras vértebras. A transição toracolombar é mais móvel em razão da rigidez da coluna lombar baixa dada pelo psoas e ligamentos ileolombares. Fisiologicamente, isso explica o porquê da maior frequência de lesões traumáticas nesse segmento[1-3].

Sacro

A região sacral apresenta-se triangular e consiste em cinco vértebras fundidas com função de transmitir fisiologicamente o peso corpóreo para os quadris. Existe uma crista mediana na face posterior e na primeira vértebra sacral, que é também chamada de promontório, por causa de seu perfil elevado. A asa do sacro é uma região ampla e larga e articula-se com o íleo da pelve[1-5].

Cóccix

Consiste de um osso triangular de pequeno tamanho com número de vértebras variando de três a cinco. As variações de angulação e formato justificam casos de coccigodínia por alteração fisiológica de distribuição de carga ao sentar[1-6].

Costelas

Geralmente, são 12 pares, mas em alguns casos podem ser encontradas costelas cervicais e lombares. Constituem-se em uma haste longa, com cabeça, colo e a porção articular e não articular do tubérculo[1-4] (Fig. 1.7). São divididas em:

- R1-R6: são verdadeiras (unem-se ao osso esterno);
- R7-R10: são falsas (unem-se às costelas craniais);
- R11-R12: são flutuantes (não se unem).

A presença de rotação das vértebras leva à deformidade em giba, deformidade estética principal em pacientes com escoliose.

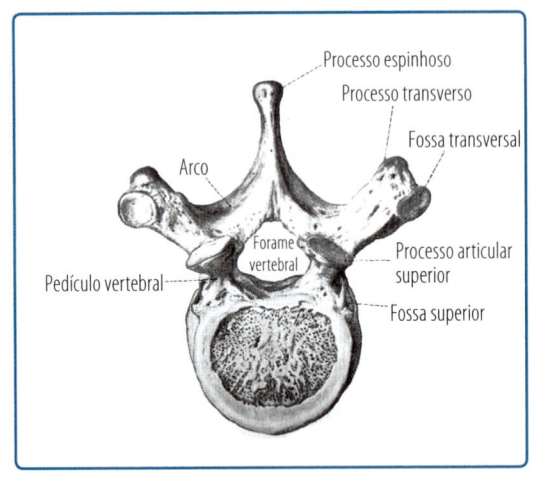

Fig. 1.7. Observe os processos transversos à articulação costotransversária típica da fratura torácica. (Fonte: Sobotta: Anatomia Humana.)

Articulação intervertebral

Placas terminais

Nos jovens, as placas terminais consistem de cartilagem hialina e fibrocartilagem. Nos idosos, a cartilagem hialina tende à degeneração em fibrocartilagem. Fisiologicamente, há participação importante dessa estrutura na nutrição do corpo vertebral e também no impedimento da herniação do núcleo pulposo do disco intervertebral para o corpo vertebral[1-4].

Disco intervertebral

O disco intervertebral deve ter três funções básicas fisiológicas: distribuir a carga entre as vértebras, ter flexibilidade e ter resistência durante os movimentos. O disco é construído em duas partes[5-14]:

- Ânulo fibroso: material fibroso e denso colágeno tipo 1;
- Núcleo pulposo: caracterizado por um gel semifluido com colágeno tipo 2 e proteoglicanos; esse gel semifluido permite compressão sem perda de volume.

A nutrição se dá por duas maneiras:
- Vasos ao redor dos ânulos fibrosos;
- Plexos capilares nas placas terminais.

Ligamentos

São seis os principais que devem ser comentados[1-4]:

- Ligamento longitudinal anterior: impede a translação anterior, possui 20 mm de diâmetro e vai da base do occipício até o sacro;
- Ligamento longitudinal posterior: tem a característica singular de aumentar de largura sobre os discos e estreitar-se sobre os corpos das vértebras;
- Ligamento supraespinhoso: une as pontas dos processos espinhosos;
- Ligamento interespinhoso: caracterizado pela ausência de continuidade, constitui-se de pequenos segmentos entre os processos espinhosos;
- Ligamento amarelo: curto e espesso, protege os discos ao limitar seu movimento;
- Cápsula articular: permite movimentos sagitais.

Musculatura

De forma sucinta, pode-se dividir a musculatura em superficial e profunda. Vale lembrar a importância da musculatura profunda na fisiologia da formação de um colete muscular de relevância clínica na prevenção da lombalgia[1-4]. Pode-se estruturá-la em:

- Anterior:
  - músculo longo da cabeça: das massas laterais ao forame magno;
  - músculo longo do pescoço: do atlas a T3;
  - psoas maior: da região lombar ao trocanter menor;
  - Psoas menor: de duas a cada três pessoas, o psoas menor está sobreposto anteriormente ao psoas maior;

- Posterior:
  - profundos:
    - espinotransversal;
    - transverso-espinal;
  - intermediários:
    - multífidos;
    - *semiespinalis* torácico;
    - *semiespinalis* cervical;
    - *semiespinalis* da cabeça;
  - superficial:
    - iliocostal;
    - longuíssimo;
    - da cabeça;
    - cervical;
    - torácico;
  - espinal cervical;
  - espinal torácica.

Medula espinhal e nervos espinais

Medula espinal

A medula encontra-se abrigada dentro do canal vertebral, estende-se do forame magno até a região de L1/L2. Depois desse nível, divide-se após o cone medular em diversos filamentos, chamados em conjunto de cauda equina. No ponto mais distal, une-se ao cóccix pelo filamento terminal, estrutura não nervosa constituída por continuação da pia-máter e da dura-máter[1-12].

- Três camadas cobrem a medula espinal:
- Dura-máter: externa, não aderida, mais espessa;
- Aracnoide: delicada, intermediária;
- Pia-máter: mais interna aderida à medula.

Contido entre a dura-máter e a aracnoide está o líquido cerebroespinhal.

Existem 31 pares de nervos espinais, que se distribuem da seguinte maneira:

- Cervical: oito pares;
- Torácicos: 12 pares;
- Lombar: cinco pares;
- Sacral: cinco pares;
- Coccígeo: um par.

A raiz de C1 sai entre C1 e o occipício e a de C2, abaixo de C1. A raiz de C8 emerge entre C7/T1

e a de T1, entre T1/T2. A partir desse nível, a raiz emergente provém do espaço da vértebra superior.

A raiz anterior age como nervo motor e a posterior, como sensitiva. A união desses nervos gera plexos cujas principais divisões seguem abaixo:

- Cervical: quatro cervicais superiores;
- Braquial: quatro cervicais inferiores e T1;
- Lombar: quatro lombares superiores e T12;
- Sacral: três sacrais e porção do quarto sacral.

Em suma, a coluna vertebral é composta por vértebras ósseas e discos cartilagíneos, alternadamente conectados por fortes ligamentos e sustentados por uma musculatura que se estende do crânio até a pelve. A vértebra típica é composta por um corpo anterior e um arco posterior constituído por dois pedículos e duas lâminas unidas posteriormente para formar o processo espinhoso. Em cada lado do arco vertebral, há um processo transverso e processos articulares superiores e inferiores. A orientação relativa dos processos articulares é responsável pelo grau de flexão, extensão e rotação possível em cada seguimento da coluna vertebral. Os processos espinhosos e transversos servem como alavancas para os numerosos músculos inseridos neles.

Os discos intervertebrais são responsáveis por absorver grande parte das pressões aplicadas na coluna vertebral. São formados por uma camada externa concêntrica de tecido fibroso, conhecida como anel fibroso, e uma parte central gelatinosa, o núcleo pulposo[1-4].

O canal vertebral estende-se por toda a extensão da coluna, proporcionando proteção para a medula espinhal, o cone medular e a cauda equina[4].

Vasos e nervos passam através dos forames intervertebrais formados pelas bordas superiores e inferiores dos pedículos de vértebras adjacentes[1-6].

CIRCULAÇÃO DA MEDULA ESPINHAL

Alguns fundamentos regem a irrigação sanguínea[3]:

- Dependência de três vasos: tronco arterial longitudinal anterior mediano e um par de troncos posterolaterais nas proximidades das radículas nervosas posteriores.
- Os troncos arteriais longitudinais são mais calibrosos nas regiões cervical e lombar e mais estreitos na região torácica.

- As artérias medulares (radiculares) da medula espinal são artérias que reforçam os canais arteriais longitudinais. Existem de 2 a 17 anteriormente e de 6 a 25 posteriormente.

- As artérias que nutrem a região sacral emergem das artérias sacrais laterais e acompanham as raízes distais da cauda equina.

- As artérias segmentares se encontram em todos os níveis vertebrais. Um par de artérias segmentares irriga as estruturas extraespinhais e intraespinhais.

- Ponto de distribuição das artérias segmentares. Elas dividem-se em numerosos ramos no forame intervertebral, que foi denominado de ponto de distribuição. Uma rede anastomótica situa-se no interior do canal vertebral, no tecido conjuntivo frouxo do espaço extramural em todos os níveis.

- Artéria de Adamkiewicz (artéria radicular anterior): está situada no lado esquerdo, comumente no nível de T9 a T11 (em 80% das pessoas). É a mais calibrosa das artérias da coluna lombar.

- Direção do fluxo nos vasos sanguíneos da medula espinhal. Os três canais arteriais longitudinais da medula espinhal podem ser comparados ao círculo de Willis da base do cérebro. Esses canais permitem a inversão de fluxo e alterações no volume da corrente sanguínea em resposta a demandas metabólicas.

A drenagem venosa da coluna espinal é mais difícil de ser entendida que a irrigação arterial. Sabe-se que existem dois grupos de veias: as da medula espinal e aquelas que pertencem à rede plexiforme de Batson. As veias da medula espinhal são um pequeno componente de todo o sistema, drenando para o plexo de Batson. O plexo de Batson é um canal venoso grande e complexo que se estende desde a base do crânio ate o cóccix e se comunica diretamente com o sistema das veias cavas superiores e inferiores e com o sistema da veia ázigo[1].

O sistema venoso não desempenha papel específico no metabolismo da medula espinal. Ele se comunica diretamente com o sistema venoso da cabeça, o tórax e o abdome. Essa interconexão possibilita a disseminação metastática de doenças neoplásicas ou infecciosas da pelve para a coluna vertebral[1].

REFERÊNCIAS

1. Herkowitz HN, Garfin SR, Eismont FJ, Bell GR and Balderston RA. Rothman-Simeone: The spine. 6th ed. Elsevier Sciense Canada; 2011.

2. Canale ST, Beaty JH, editors. Campbell's: operative orthopaedics. 11th ed. Philadelphia, Pa: Mosby Elsevier; 2007.

3. Hoppenfeld S. Propedêutica ortopédica. Rio de Janeiro: Atheneu; 1993.

4. Gardner E, Gray DJ, O'Rahilly R. Anatomia: estudo regional do corpo humano. 4ª ed. Rio de Janeiro: Guanabara Koogan; 1988.

5. Sobotta J. Atlas de anatomia. 20ª ed. Rio de Janeiro: Guanabara Koogan; 1993.

6. Rasch PJ. Cinesiologia e anatomia aplicada. Rio de Janeiro: Guanabara Koogan; 1991.

7. Kendall FP, Mccreary EK, Provance PG. Músculos e funções. 4ª ed. São Paulo: Manole; 1995.

8. Gray D, Goss CM. Anatomia. Rio de Janeiro: Guanabara Koogan; 1998.

9. Turek S. Ortopedia: princípios e suas aplicações. 4ª ed. São Paulo: Manole; 1992.

10. Cecin HA. Proposição de uma reserva anatomofuncional, no canal raquidiano, como fator interferente na fisiopatologia das lombalgias e lombociatalgias mecânico-degenerativas. Rev Assoc Med Bras. 1997;43(4):295-310.

11. Hamill J, Knutzen KM. Bases biomecânicas do movimento humano. São Paulo: Manole; 1999.

12. Hamilton WJ. Tratado de anatomia humana. Rio de Janeiro: Interamericana; 1982.

13. Kapandji AI. Fisiologia articular. 5ª ed. São Paulo: Panamericana; 2000. v. III.

14. Machado ABM. Neuroanatomia funcional. 2ª ed. Rio de Janeiro: Atheneu; 1993.

15. Davis KG, Marras WS, Waters TR. Evaluation of spinal loading during lowering and lifting. Clin Biomech. 1998;13:141-52.

Capítulo 2

Avaliação Ortopédica – Exame Físico da Coluna Vertebral

Maria Fernanda Silber Caffaro
Robert Meves

INTRODUÇÃO

A coluna vertebral compreende três segmentos distintos de acordo com as curvaturas fisiológicas que apresentamos. As regiões cervical, torácica, lombar e sacral são assim definidas de acordo com a anatomia particular de suas estruturas ósseas e articulares, bem como a sua disposição no plano sagital[1].

Quando a coluna vertebral é visualizada no plano frontal, ela deve assumir a condição de uma linha reta vertical perpendicular ao solo, porém, quando vista de perfil, a região cervical e lombar apresenta uma conformação em lordose e, por sua vez, as regiões torácica e sacral assumem a condição de cifose. O bom equilíbrio entre essas curvaturas é que garante nosso equilíbrio postural no plano sagital[1,2].

A avaliação isolada de cada região da coluna permite detalhar sua estrutura e afecções associadas durante o exame físico, porém a análise da postura deve ser feita de maneira global[3].

POSTURA

O termo postura pode ser definido como sendo a posição ereta adotada pelo ser humano em perfeito equilíbrio com a ação da gravidade, gastando o mínimo de energia possível. Esse baixo gasto energético é decorrente de menor sobrecarga articular, que, por sua vez, determina uma atividade muscular menos intensa[4].

A análise da postura deve ser realizada com o paciente despido, em posição ortostática sob visão frontal, posterior e lateral ou sagital[3].

Na situação anteroposterior, a coluna vertebral não deve apresentar curvaturas ou inclinações, descrevendo uma linha reta no sentido craniocaudal. Esse alinhamento pode ser observado mais objetivamente com auxílio do teste da "linha de prumo". A linha com um peso em sua extremidade inferior deve ser posicionada junto à protuberância occipital externa do crânio e deverá cruzar a prega interglútea em sua porção terminal. Alterações desse alinhamento podem sugerir deformidades no plano frontal como a escoliose[1].

No plano sagital, o alinhamento também é avaliado por meio da perfeita congruência entre o pavilhão auricular, a crista ilíaca em sua visão lateral e a articulação do tornozelo. O desalinhamento dessas estruturas denota alteração do balanço sagital, podendo estar associado às deformidades como a hiperlordose lombar ou a hipercifose torácica[1,2].

INSPEÇÃO DA COLUNA VERTEBRAL

Inspeção estática

Inicia-se o exame físico das regiões vertebrais por um denominador comum: a inspeção estática. Lembra-se que, para um exame físico detalhado, o paciente deve estar despido para avaliação global[5].

Na inspeção estática, busca-se evidenciar sinais de afecções prévias como cicatrizes e retrações, que podem estar relacionadas aos procedimentos cirúrgicos ou traumas. Averígua-se também a existência de manchas ou alterações da pilificação como formações de tufos pilosos ou verrucosidades, que podem estar relacionadas indiretamente com malformações de órgãos internos[4,5].

É possível, ainda, notar a posição de repouso do paciente em postura estática, que muitas vezes pode estar alterada por condição antálgica ou comprometida por alterações nos membros inferiores, por exemplo, a discrepância de tamanho dos membros inferiores[1-3].

Inspeção dinâmica e mobilidade articular

Nessa fase do exame, procura-se avaliar a amplitude dos movimentos da coluna e pesquisar a presença de dor à movimentação de cada segmento, o que permite verificar suas limitações funcionais. O paciente continua na posição em pé e realiza movimentos, separadamente, por região da coluna[1].

Coluna cervical

Os movimentos efetuados pela coluna vertebral são: flexão, extensão, rotação e inclinação.

- Flexão – Pedir ao paciente que mova anteriormente a cabeça; o alcance normal permitirá que ele encoste o queixo na face anterior do tórax.
- Extensão – A cabeça é projetada para trás; o alcance é normal quando o paciente consegue olhar diretamente para o teto.
- Rotação direita e esquerda – A rotação normal permite que o queixo do paciente quase se alinhe ao ombro.
- Inclinação direita e esquerda – Normalmente, o paciente será capaz de inclinar a cabeça cerca de 45° em direção ao ombro.

Coluna torácica e lombossacra

- Flexão – Solicitar ao paciente que tente encostar as mãos no chão mantendo os joelhos retos. O normal é o paciente quase alcançar os dedos dos pés.

- Extensão – O tronco é projetado para trás (30°).
- Rotação direita e esquerda.
- Inclinação direita e esquerda – O paciente deve inclinar-se até alcançar a cabeça da fíbula.

De forma geral, a presença de dor durante a flexão sugere anormalidades discais e durante a extensão sugere alterações degenerativas nos elementos posteriores da coluna vertebral[6,7].

REGIÃO CERVICAL

Palpação

A face anterior da coluna cervical é demarcada por dois trígonos delimitados pelo músculo esternocleidomastoideo. O trígono anterior na porção mais interna abriga a artéria carótida, uma cadeia linfática perimuscular e a glândula tireoide. Todas essas estruturas devem ser palpadas junto à musculatura cervical anterior[6].

Na face posterior da coluna cervical, deve ser palpada a musculatura superficial, representada principalmente pelo músculo trapézio, que recobre toda a região cervical posterior e insere-se ao longo de todos os processos espinhosos da coluna torácica. Durante a palpação de partes moles, o exame físico pode revelar dor, contratura da musculatura e sinais de traumatismos locais como hematomas[8].

A palpação óssea da coluna cervical inclui na sua face anterior a identificação do osso hioide, que se situa na altura do corpo vertebral da terceira vértebra cervical. A cartilagem tireoidiana encontra-se ao nível de C4 e do primeiro anel da cartilagem cricoide que se opõe à sexta vértebra cervical[6].

Na região posterior, a palpação óssea deve abordar todos os processos espinhosos das vértebras cervicais. São facilmente palpáveis os processos espinhosos de C2 e C7, por serem mais proeminentes. Os demais níveis são palpáveis mais profundamente, junto à musculatura cervical. Durante a palpação, deve-se observar a presença de crepitações, dor, contraturas musculares ou aumento de volume, que possam identificar lesões associadas[6].

Exame neurológico

O exame neurológico dos membros superiores corresponde à área de inervação proveniente da região cervical. Para cada nível neurológico, há uma área de inervação sensitiva, uma área correspondente ao território de inervação motora e, em alguns níveis, a presença de reflexos tendinosos profundos correspondentes (Tabela 2.1)[6].

Manobras especiais

Compreendem um grupo específico de manobras que visam, por meio de testes irritativos, desencadear sinais e sintomas característicos do acometimento da coluna cervical. Dentre eles, destacamos:

- Teste da distração – Com o paciente sentado, o examinador, com as duas mãos posicionadas junto ao queixo do examinado, aplica tração na região cervical no sentido longitudinal, objetivando a abertura dos forames neurais. O alívio dos sintomas preexistentes identifica compressão das raízes nervosas.
- Manobra de Spurling – Com o paciente sentado, o examinador realiza flexão lateral da cabeça. O teste é considerado positivo quando ocorre aumento dos sintomas radiculares no lado da compressão, exacerbando o quadro compressivo preexistente.
- Sinal de Lhermitte – Com o paciente sentado, realiza-se flexão da cabeça do paciente de encontro ao tórax e, em conjunto, a flexão dos quadris. O sinal é positivo quando o paciente referir dor ou parestesias ou, ainda, dor em forma de choque com irradiação ao longo da coluna vertebral. Esse sinal está persente nos quadros de irritação meníngea.
- Teste das artérias vertebrais – Tem por objetivo avaliar a permeabilidade das artérias vertebrais, que podem estar comprimidas ao longo de seu trajeto no interior dos forames das vértebras cervicais. Com o paciente deitado na posição supina, realiza-se a extensão da região cervical associada à rotação extrema para cada um dos lados, por pelo menos 30 segundos cada. Na vigência de compressão arterial, a diminuição do fluxo sanguíneo acarretará tontura ou nistagmo.
- Teste de Adson – Testa a permeabilidade da artéria subclávia, que pode estar comprimida por estruturas da transição cervicobraquial, como a primeira costela ou o músculo escaleno anterior. Os sintomas de compressão arterial devem ser identificados, pois podem desencadear queixas clínicas semelhantes às das compressões cervicais de origem radicular. Com o paciente em pé, o examinador posiciona-se atrás do paciente, tomando seu pulso e realizando a palpação do pulso radial. Realiza-se, então, a manobra de hiperabdução do membro superior acompanhada de rotação da região cervical em direção ao lado contralateral ao examinado. A manobra é positiva quando durante a movimentação o examinado constata diminuição do pulso da artéria radial[6].

Tabela 2.1. Avaliação neurológica da coluna cervical

Nível	Exame motor	Reflexos	Sensibilidade
C5	Flexores cotovelo	Bíceps	Face lateral do braço
C6	Extensores do punho	Braquiestilorradial	1º quirodáctilo
C7	Extensor do cotovelo	Tríceps	3º quirodáctilo
C8	Flexor profundo do 3º dedo	Não há	5º quirodáctilo
T1	Adutor do 5º dedo	Não há	Face medial do cotovelo

REGIÃO TORÁCICA

Palpação

A palpação de partes moles na região torácica inclui a avaliação da musculatura intercostal, bem como da musculatura paravertebral dessa região. Durante a palpação, deve-se atentar aos movimentos respiratórios, buscando assimetrias que possam estar relacionadas com quadro doloroso ou mesmo fenômenos traumáticos[9].

É possível identificar todos os componentes do gradeado costal, bem como as articulações esternocostais e as articulações costovertebrais que se encontram na face posterior, próximas à linha média onde são palpáveis os processos espinhosos de todas as vértebras torácicas. Os processos espinhosos nessa região são mais facilmente palpáveis por causa da conformação em cifose da coluna torácica[9,10] (Fig. 2.1).

Na face posterior da coluna torácica, evidenciam-se inúmeras estruturas ósseas, que servirão de parâmetro para análise da simetria do tronco. A espinha da escápula, que se encontra na mesma altura da apófise espinhosa da terceira vértebra torácica, deve ser palpada bilateralmente, auxiliando na avaliação da simetria vertebral posterior. Da mesma forma, há ainda as seguintes estruturas: o ângulo inferior da escápula, que se encontra no nível do processo espinhoso da quinta vértebra torácica, e o ângulo superior da escápula, que está na altura da segunda apófise espinhosa[10].

O contorno da silhueta do paciente, formado pela face interna do gradeado costal e pela face interna do braço e do antebraço, dá forma a um triângulo denominado triângulo do "talhe", que serve como parâmetro para a avaliação da presença de escoliose. Se a deformidade estiver presente, a assimetria desse triângulo é facilmente identificada durante o exame físico[1] (Fig. 2.2).

Exame neurológico

Na coluna torácica não existe avaliação específica da força muscular. No exame clínico, busca-se observar os movimentos respiratórios e a expansibilidade da caixa torácica, que pode ser avaliada mais objetivamente com a mensuração da circunferência torácica durante a inspiração e a expiração, buscando assimetria dos movimentos respiratórios[11].

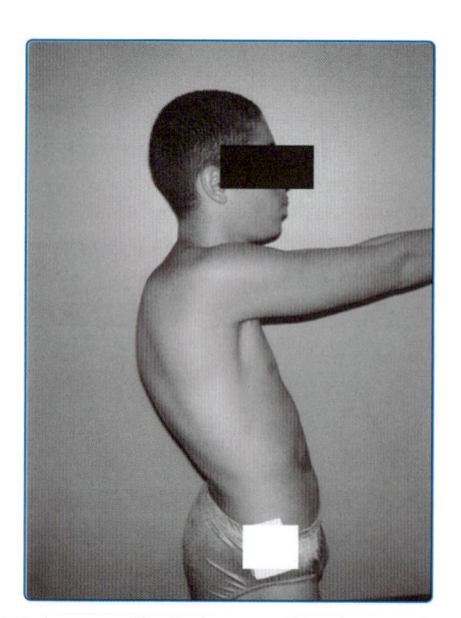

Fig. 2.1. Imagem evidenciando exame clínico do tronco durante avaliação do equilíbrio sagital aplicada em portadores de hipercifose da coluna torácica.

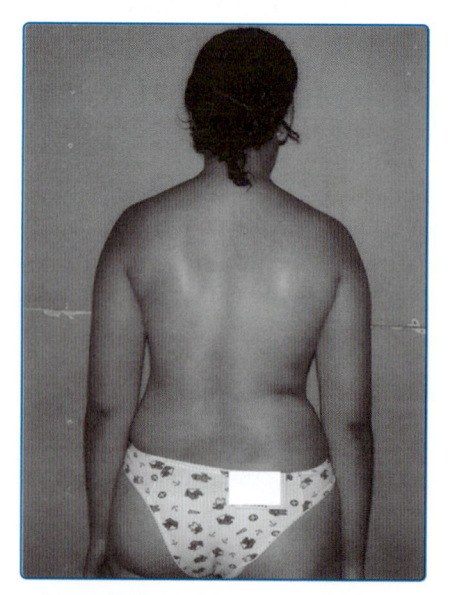

Fig. 2.2. Imagem evidenciando presença de escoliose torácica em paciente portadora dessa deformidade, na qual se nota a diferença do tamanho do triângulo do "talhe" identificado em destaque na silhueta da paciente.

A sensibilidade pode ser avaliada de acordo com a anatomia das raízes nervosas que seguem as costelas com direção anteroinferior, determinando os dermátomos correspondentes à sua área de inervação[1].

Nessa região não existem reflexos tendinosos profundos a serem avaliados[1].

Manobras especiais

- Teste de inclinação anterior ou manobra de Adams – É considerada a manobra mais sensível para detecção clínica de escoliose. O paciente realiza a flexão do tronco com os membros inferiores unidos e os membros superiores pendentes. O examinador deve se posicionar à frente do paciente e abaixado com a visão no mesmo nível da coluna do paciente. A rotação vertebral característica das escolioses resultará no aparecimento de uma giba formada pelas costelas na sua área de maior saliência. Essa giba pode ser mesurada durante o exame com auxílio de um dispositivo denominado escoliômetro (Fig. 2.3).

- Teste de flexibilidade – Em pacientes portadores de deformidades como a cifose e a escoliose, pode-se realizar manobra de tração para verificar a correção da deformidade. Nas escolioses o exame clínico com manobras de inclinação para direita e esquerda permite também observar a correção da curvatura vertebral, posicionando-se com uma visão posterior do tronco[1].

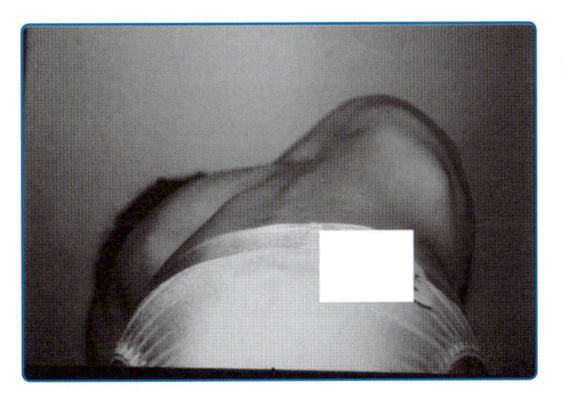

Fig. 2.3. Manobra de Adams realizada em portadora de escoliose na coluna torácica, destacando a formação de gibosidade durante a flexão do tronco.

COLUNA LOMBAR

Palpação

As proeminências ósseas destacadas na palpação da região lombar são facilmente identificadas por se encontrarem em situação superficial e por representarem parâmetros anatômicos para as inserções dos músculos e ligamentos dessa região. Os processos espinhosos das vértebras lombares estão situados na linha média e são dispostos em situação côncava por causa da presença da lordose lombar. A face posterior do sacro e a do cóccix também podem ser palpadas ao final da coluna lombar e são focos frequentes de dor associada a traumatismo. As espinhas ilíacas anteriores e posteriores também são identificadas e palpadas como parâmetros anatômicos, tantos as superiores quanto as inferiores[8,9].

Em relação às partes moles, a região lombar apresenta musculatura paravertebral exuberante e volumosa, podendo ser foco de contraturas musculares associadas a condições álgicas. A musculatura da parede anterior do abdome também deve ser foco do exame clínico, pois a dor referida nessa região pode estar associada a alterações da coluna lombar[5,6].

O nervo ciático corre verticalmente na linha média posterior da coxa, emergindo da pelve através do forame isquiático maior, passando abaixo do músculo piriforme. A região de emergência do nervo ciático pode ser palpada localizando-se o ponto médio entre a tuberosidade isquiática e o trocanter maior do fêmur, com o paciente posicionado em decúbito lateral com o quadril e o joelho flexionados a 90°[11].

Exame neurológico

Na região lombar, as raízes nervosas inervam as funções dos membros inferiores, tendo alguns parâmetros durante o exame clínico de sensibilidade, motricidade e reflexos[6] (Tabela 2.2).

As últimas raízes nervosas sacrais S3, S4 e S5 são responsáveis pela inervação sensitiva da região perianal e são marcadores importantes a serem avaliados nos pacientes vítimas de traumatismos da coluna vertebral. Deve ser avaliado também o funcionamento esfincteriano anal e vesical em busca de lesões neurológicas associadas nesses pacientes[6,12].

Tabela 2.2. Avaliação neurológica da coluna lombar

Nível	Exame motor	Reflexos	Sensibilidade
L1	Flexor do quadril	Não há	Terço proximal da coxa
L2	Extensores do joelho	Não há	Terço médio da coxa
L3	Extensores do joelho	Patelar	Terço inferior da coxa
L4	Flexão dorsal do tornozelo	Patelar	Face medial da perna
L5	Extensor do hálux	Não há	Face dorsal do pé
S1	Eversores do pé	Reflexo do tendão calcâneo	Face lateral do pé
S2	Flexores do joelho	Não há	Face posterior do joelho

Manobras especiais

- Teste de elevação da perna retificada – Com o paciente em decúbito dorsal horizontal, realiza-se passivamente a flexão do quadril com o joelho em extensão completa, com o objetivo de tencionar o nervo ciático ao longo de seu trajeto posterior no membro inferior. O teste é positivo quando surgirem sintomas de dor no território de inervação do nervo ciático ou ocorrer exacerbação dos sintomas preexistentes.
- Manobra de Lasègue – Semelhante ao teste acima descrito, porém deve ser realizado com flexão dos joelhos a 90°, buscando excluir o encurtamento dos músculos posteriores da coxa, que podem apresentar dor concomitante à dor ciática decorrente do estiramento muscular.
- Flexão ativa da coluna cervical – O teste é positivo quando o paciente realiza flexão dos joelhos e quadris para aliviar sintomas de dor irradiada nos membros inferiores decorrentes da manobra.
- Teste de Kernig – Em posição supina, o paciente realiza a flexão dos quadris a 90° e, progressivamente, a extensão dos joelhos. O teste é positivo quando surgem sintomas de dor irradiada para os membros inferiores, que são aliviados na posição de repouso.
- Teste de Nachlas – Teste aplicado para avaliação do nervo femoral. Com o paciente em decúbito ventral horizontal, realiza-se a extensão do quadril, buscando tencionar o nervo femoral em seu trajeto na face anterior da coxa. A dor irradiada no território de inervação ou parestesias são sinais de positividade do teste.
- Teste de Schober modificado – Auxilia na identificação de pacientes portadores de limitação dos movimentos da coluna lombar. Com o paciente em posição ortostática, realiza-se a demarcação de um espaço de 15 cm (10 cm acima e 5 cm abaixo) do processo espinhoso de L5. O teste é considerado positivo se não ocorrer aumento de pelo menos 6 cm nessa distância durante a flexão máxima do tronco[6].

REFERÊNCIAS

1. Hoppenfeld S. Exame da coluna lombar. Propedêutica ortopédica. Coluna e extremidades. Rio de Janeiro: Atheneu; 1997. p. 109-37, 249-75.
2. Palmer LM, Epler ME. Coluna toracolombar: In: Palmer LM, Epler ME. Fundamentos das técnicas de avaliação musculoesquelética. 2ª ed. Rio de Janeiro: Guanabara Koogan; 2000. p. 213-41.
3. Moreira C, Carvalho MAP. Reumatologia. In: López M, Medeiros JL. Semiologia médica. 3ª ed. Rio de Janeiro: Atheneu; 1990. p. 911-43.
4. O'Hanlon-Nichols T. Basic assessment series. A review of the adult musculoskeletal system. Am J Nurs. 1998;98(6):48-52.
5. Borges CA, Ximenes AC. Coluna vertebral. In: Porto CC. Semiologia médica. 3ª ed. Rio de Janeiro: Guanabara Koogan; 1997. p. 894-905.
6. Barros F, Tarcísio EP, Lech O. Exame físico em ortopedia. São Paulo: Sarvier – Editora de Livros Médicos; 2001. p. 3-37.
7. Messias AR. Dores posturais. Doença postural. In: Seda H. Reumatologia. 2ª ed. Rio de Janeiro: Cultura Médica; 1982. p. 1409-18.
8. Rash PJ. Cinesiologia e anatomia aplicada. 7ª ed. Rio de Janeiro: Guanabara Koogan; 1989.
9. Ortiz J. Semiologia da coluna vertebral. Rev Bras Ortop. 1992;27(3):93-100.

10. Jarvis C. Physical examination and health assessment. 2nd ed. Philadelphia: WB Saunders; 1996.

11. Gould JA. Fisioterapia na ortopedia e na medicina do esporte. São Paulo: Manole; 1993.

12. Bates B, Bickley LS, Hoekelman RA. Propedêutica médica. 6ª ed. Rio de Janeiro: Guanabara Koogan; 1998.

Capítulo 3

Avaliação Fisioterápica da Coluna Vertebral

Glauber Alvarenga
Gustavo Fogolin

INTRODUÇÃO

Sabendo que as dores da coluna têm diversas origens, a avaliação realizada pelo fisioterapeuta tem fundamental importância para o diagnóstico correto dessas causas e, consequentemente, para a elaboração do tratamento mais adequado e específico ao paciente. A avaliação mal realizada ou, em alguns casos, a elaboração de um tratamento sem a realização de uma avaliação prévia explicam o insucesso do tratamento de diversos casos em que os pacientes realizam longos períodos de tratamento sem melhora do quadro, ou apresentam alto índice de recorrências[1-3].

O primeiro passo para uma boa avaliação fisioterápica é saber diferenciá-la do diagnóstico médico, o qual é fundamental, porém muitas vezes por si só não fornece as informações necessárias para a elaboração do tratamento fisioterápico correto. Essa diferença entre diagnóstico médico e fisioterápico pode ser exemplificada com um caso em que o paciente tem diagnóstico de cervicalgia; o tratamento fisioterápico nesse caso seria paliativo, visto que não se têm todas as informações das possíveis causas que levaram a esse quadro. A avaliação realizada pelo fisioterapeuta deve verificar se a causa dessa cervicalgia está relacionada a distúrbios como: perda da movimentação artrocinemática vertebral, instabilidades articulares, distúrbios relacionados ao tecido muscular, entre outros[1,2,4-6].

Após a avaliação realizada de maneira sistemática e minuciosa, o avaliador terá informações suficientes para elaborar o tratamento com base nos seus achados, dessa forma eliminando a necessidade de tratamentos paliativos, que muitas vezes melhorariam os sintomas do paciente momentaneamente, mas sem efetividade em longo prazo. Diversas vezes presenciamos situações em que o paciente relata queixas de dores na coluna cervical e prontamente recebe manobras de liberação miofascial e/ou alongamentos por parte do fisioterapeuta, que em algumas vezes tem sucesso e em outras não atinge os resultados esperados para alívio da dor desse paciente. Se a avaliação correta fosse realizada, entenderíamos que apenas o grupo de pacientes com dores de origem muscular teria melhora na dor, mas se as dores fossem causadas por algum distúrbio da mobilidade articular, esse tratamento possivelmente seria ineficiente. Isso se aplica a qualquer disfunção ou região da coluna vertebral, pois, para cada disfunção observada, uma abordagem específica deve ser adotada[1,2,4,5,7-9].

A avaliação das afecções da coluna vertebral deve seguir uma rotina detalhada e lógica, obedecendo a uma sequência de informações colhidas pelo fisioterapeuta que lhe permitam formular um raciocínio específico para cada alteração apresentada pelo paciente. Segundo Maitland (2000), a avaliação fisioterápica é baseada em um diagrama que envolve o exame subjetivo, o exame objetivo e a escolha de técnicas que confirmem os achados clínicos, possibilitando a escolha das melhores alternativas para o tratamento[1,2,4,5,9].

O exame subjetivo busca colher informações extraídas da entrevista com o paciente e é de extrema importância para a geração de hipóteses sobre os problemas a serem apresentados. Nesse momento da avaliação, o fisioterapeuta questiona sobre a queixa principal, que na maioria das vezes é imprecisa; deve-se levar em consideração que as respostas são dadas pelo próprio paciente, o qual não possui familiaridade com os assuntos em questão. Por esse motivo, o exame subjetivo deve utilizar linguagem bastante objetiva e clara para que o paciente não esqueça ou omita nenhuma informação importante sobre o caso. Esse é um fator importante e o fisioterapeuta deve estar atento, já que os pacientes podem apresentar diferentes queixas, que podem ou não estar associadas. A queixa principal pode ser relatada pelo paciente como presença de dor e limitação da função ou da amplitude de movimento[1,2,4,5,9,10].

Outro item a ser investigado pelo avaliador no exame subjetivo é a área da dor (Fig. 3.1). O mapeamento da área deve ser feito de forma cuidadosa e correlacionado automaticamente com a queixa do indivíduo. Algumas alterações da coluna vertebral podem apresentar manifestações a distância e muitas vezes são negligenciadas durante a avaliação[1,2,4,5].

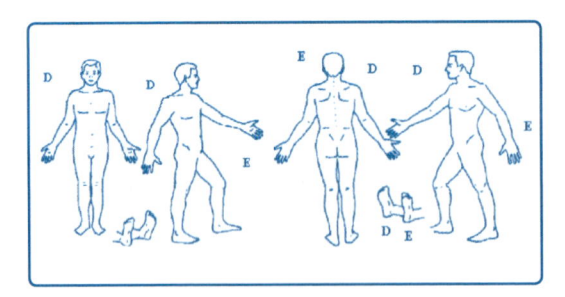

Fig. 3.1. Esquema de marcação e detalhamento da área da dor.

As queixas de dor relatadas durante o exame subjetivo podem levar o avaliador a algumas hipóteses, considerando-se que cada tecido acometido tende a se manifestar clinicamente de maneira diferente. Pacientes que apresentam dores discogênicas tendem a manifestar sintomas como dor central na coluna vertebral, em forma de pontadas e normal-

mente aguda; já os indivíduos com dores de origem neural tendem a apresentar sensibilidade no trajeto anatômico do nervo acometido, que se manifesta ao estiramento do nervo e pode apresentar ou não parestesias e perda de força muscular. Cabe ao fisioterapeuta compreender os sintomas apresentados em cada situação. Perguntas relacionadas a profundidade, qualidade (característica), frequência, posição ou movimento de piora e melhora da dor poderão facilitar a compreensão de qual tecido está sendo acometido[1,2,4,5,10,11].

O paciente também deve ser questionado sobre o tempo decorrido entre o início da dor e o tempo que ela leva até se tornar insuportável a partir do momento em que o movimento que mais piora a dor foi realizado, assim como deve ser questionado sobre o tempo que essa dor leva para regredir após o paciente sair da posição de desconforto. Isso determinará o grau de irritabilidade dos tecidos[1,2,4,5,12].

Como exemplo, pode-se citar um paciente com queixa de dor lombar que sente piora dos sintomas quando se senta. Se a dor surge imediatamente, leva apenas cinco minutos para se tornar insuportável e, mesmo após ele sair da poltrona e ficar em pé, demora uma hora para cessar, pode-se dizer que há alto grau de irritabilidade e que possivelmente existe uma disfunção inflamatória. No entanto, se esse paciente sente dores somente após longos períodos sentado, que demoram horas para se tornarem insuportáveis (ou às vezes nem chegam a ficar) e que melhoram logo após o paciente sair da posição, possivelmente ele apresenta disfunção mecânica da coluna lombar[8,12].

Ao avaliar o grau de irritabilidade dos tecidos, o fisioterapeuta poderá começar a determinar quais condutas podem e quais não podem ser tomadas. Também deve ser colhida a história da moléstia atual e pregressa, visando associar a queixa principal com possíveis eventos que possam estar relacionados com o quadro clínico atual. O histórico familiar e social, de traumas prévios, entre outros aspectos, deve ser colhido nesse momento do exame[1,2,4,5,12].

Algumas questões especiais devem ser feitas com o objetivo de descartar possíveis lesões de maior risco para o paciente. Nesse momento o paciente deve ser questionado sobre perda de equilíbrio, controle vesical, alteração bilateral de sensibilidade nos membros inferiores, tontura, náusea, vertigem, entre outros sintomas. Esses sinais podem indicar a presença de lesões do sistema nervoso central e/ou lesões vasculares, que serão chamadas de *"red flags"*, impedindo o fisioterapeuta de avançar no exame e indicando que o indivíduo deve ser encaminhado para nova avaliação médica em virtude da possibilidade de lesões de maior risco para ele[1,2,4,13-15].

Depois de concluir o exame subjetivo, deve-se iniciar o exame objetivo, que tem como papel fundamental determinar com precisão o local anatômico comprometido e, principalmente, comprovar as hipóteses geradas pelo exame subjetivo. Recomenda-se que, ao evoluir para o exame objetivo, o avaliador já tenha estabelecido no máximo três hipóteses diagnósticas, e uma delas deverá ser confirmada no exame físico[1,2,13-15].

O exame físico da coluna vertebral se inicia com uma inspeção, na qual serão observadas quaisquer alterações na pele e a presença de abscessos, cicatrizes, deformidades, hipotrofias musculares, mudança de coloração ou qualquer outra alteração visível que possa chamar a atenção do avaliador e ter relação com a queixa do paciente[1,2,16].

Durante a inspeção da coluna, também é dada grande importância à postura, que muitas vezes pode ter relação direta com a queixa do paciente. Em outras situações, a alteração postural não terá nenhum vínculo com a queixa apresentada pelo paciente, e existem casos em que a postura está alterada voluntariamente pelo paciente, que, em busca de aliviar seus sintomas, adota uma postura antálgica. Ao avaliar a postura, investigam-se alterações não só na coluna vertebral, mas também nos membros inferiores e cintura pélvica, que podem originar alterações na coluna, cintura escapular e posicionamento da cabeça. É fundamental que o avaliador seja extremamente criterioso no momento da avaliação postural, pois, já que pequenas alterações posturais são completamente aceitáveis e esperadas em qualquer pessoa, somente as alterações posturais relevantes poderão ser relacionadas com o surgimento dos sintomas relatados pelo paciente[2,16].

Para a avaliação correta da postura, o avaliador deve sempre:

- Avaliar o paciente na posição em pé e depois sentada;
- Avaliar o paciente nas vistas anterior, posterior e lateral;
- Observar lesões de pele e marcas cutâneas;
- Observar deformidade em grau no nível da coluna lombar;
- Verificar cor e textura da pele, cicatrizes etc.;
- Observar anormalidade dos contornos ósseos e dos tecidos moles;
- Examinar as articulações periféricas: sacroilíacas, do quadril, dos joelhos.

Como sequência natural à inspeção, a palpação deve ser realizada, com o objetivo de verificar atrofias e/ou hipotrofias musculares, dor, calor e aumento de volume e de sensibilidade. Cabe ao avaliador não só atentar aos relatos do paciente durante a palpação, mas considerar que quaisquer manifestações relevantes encontradas durante a avaliação poderão trazer informações com relação aos sintomas e/ou à lesão. Os processos espinhosos vertebrais, assim como a musculatura paravertebral, deverão ser palpados em toda a coluna[1,2,4,5,16].

Realizada a palpação, a próxima etapa é a avaliação da amplitude de movimento, tanto de maneira ativa como passiva (fisiológica/osteocinemática e acessória/artrocinemática). A movimentação ativa deve ser investigada, com o objetivo de detectar alterações na amplitude, qualidade dos movimentos e reprodução dos sintomas. Já durante a movimentação passiva, deve-se observar a amplitude artrocinemática e a reprodução dos sintomas (Fig. 3.2)[1,2,4,5,16-19].

A movimentação passiva deve ser realizada de acordo com os movimentos que as vértebras cervicais, torácicas e lombares realizam durante a movimentação da coluna. O avaliador deve atentar para a presença de hipomobilidade, hipermobilidade e reprodução dos sintomas relatados pelo paciente, que não necessariamente estarão relacionados à dor, no entanto qualquer manifestação de exacerbação da queixa do paciente deve ser observada nesse momento[1,2,4,5,16-19].

Em todas as fases da avaliação, as cinturas pélvica e escapular devem ser observadas, pois muitas causas de queixas apresentadas pelos pacientes podem estar associadas a disfunções localizadas nessas regiões[1,2].

Os testes especiais também têm grande importância na avaliação. No entanto, ao realizar os testes

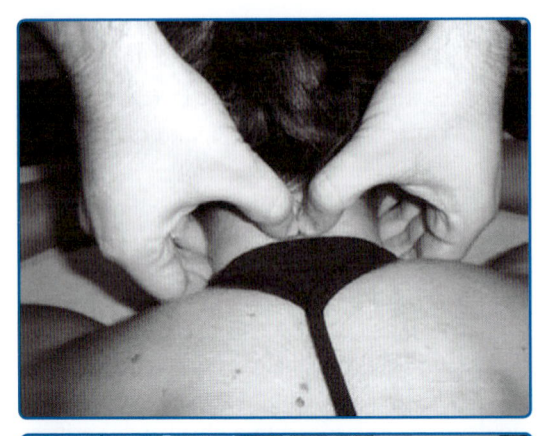

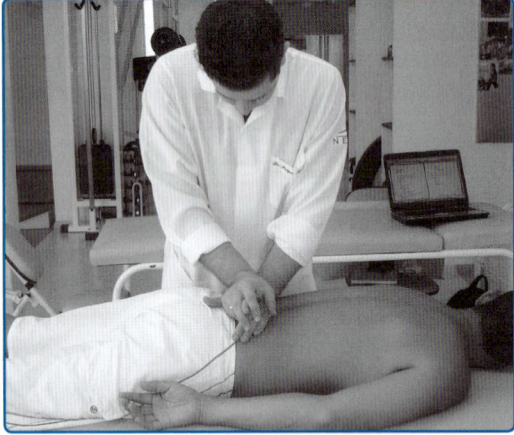

Fig. 3.2. Mobilização artrocinemática passiva da coluna lombar.

por meio da avaliação subjetiva e a confirmação dos achados clínicos fundamentais para a definição do diagnóstico por meio da avaliação objetiva e do exame físico, o fisioterapeuta pode encontrar algumas dúvidas quanto ao diagnóstico. Portanto, não está descartada a possibilidade do encaminhamento do paciente para a realização de exames complementares a essas informações, podendo ser necessária a opinião de outros profissionais, por exemplo, o médico ortopedista.

Mesmo depois de todo processo concluído, deve-se lembrar sempre da importância da avaliação fisioterápica, a qual visa diagnosticar a incapacidade apresentada pelo paciente e, diferente do diagnóstico médico, busca encontrar limitações, fornecendo informações importantes para determinar o melhor tratamento necessário.

REFERÊNCIAS

1. Maitland G, Hengeveld E, Banks K, *et al.* Manipulação vertebral de Maitland. 6ª ed. São Paulo: Medsi; 2000. p. 1-170.

2. Magee DJ. Avaliação musculoesquelética. 4ª ed. Barueri, SP: Manole; 2005.

3. Heck JF, Sparano JM. A classification system for the assessment of lumbar pain in athletes. J Athl Train. 2000;35(2):204-11.

4. Kolt GS, Snyder-Mackler L. Fisioterapia no esporte e no exercício. 1ª ed. Rio de Janeiro: Revinter; 2008. p. 185-200.

5. Neumann DA. Cinesiologia do aparelho musculoesquelético: fundamentos para a reabilitação física. 1ª ed. Rio de Janeiro: Guanabara-Koogan; 2006.

6. Boyles R, Toy P, Mellon Jr J, *et al.* Effectiveness of manual physical therapy in the treatment of cervical radiculopathy: a systematic review. J Man Manip Ther. 2011;19(3):135-42.

7. O'Leary S, Falla D, Elliot JM, *et al.* Muscle dysfunction in cervical spine pain: implications for assessment and management. J Orthop Sports Phys Ther. 2009;39(5):324-33.

8. Last AR, Hulbert K. Chronic low back pain: evaluation and management. Am Fam Phys. 2009;79(12):1067-74.

9. Philadelphia Panel Evidence-Based Clinical Practice Guidelines on Selected Rehabilitation Interventions for Low Back Pain. Phys Ther. 2001;81:1641-74.

10. Dzierżanowski M, Dzierżanowski M, Maćkowiak P, *et al.* The influence of active exercise in low positions on the functional condition of the lumbar-sacral segment in patients with discopathy. Adv Clin Exp Med. 2013;22(3):421-30.

especiais, o avaliador já deve ter suspeitas consistentes adquiridas durante toda a avaliação, pois, se realizar os testes especiais sem informações suficientes para a conclusão do diagnóstico, ele poderá se confundir ao interpretar os achados[1,2].

Entre os testes mais frequentemente realizados na avaliação da coluna vertebral, podem-se citar:

- Lasègue/elevação da perna retificada;
- Milgran;
- Manobra de Valsalva;
- Mensuração real e aparente;
- Teste de compressão cervical;
- Teste de tração cervical;
- Teste da artéria vertebral;
- Teste de Slump;
- Teste de Spurling (compressão foraminal).

Após a realização de todos os passos descritos anteriormente, ou seja, a construção de hipóteses

11. Eser O, Gomleksiz C, Sasani M, *et al.* Dynamic stabilisation in the treatment of degenerative disc disease with modic changes. Adv Orthop. 2013:1-6.

12. Werneke MW, Hart D, Oliver D, *et al.* Prevalence of classification methods for patients with lumbar impairments using the McKenzie syndromes, pain pattern, manipulation, and stabilization clinical prediction rules. J Man Manip Ther. 2010;18(4):197-204.

13. Delitto A, George SZ, Van Dillen L, *et al.* Low back pain. J Orthop Sports Phys Ther. 2012;42(4):A1-A57.

14. Childs JD, Cleland JA, Elliot JM, *et al.* Neck pain: clinical practice guidelines linked to the International Classification of Functioning, Disability, and Health from the Orthopaedic Section of the American Physical Therapy Association. J Orthop Sports Phys Ther. 2008;38(9):A1-A34.

15. Apeldoorn AT, Bosmans JE, Ostelo RW, *et al.* Cost-effectiveness of a classification-based system for sub-acute and chronic low back pain. Eur Spine J. 2012;21:1290-300.

16. Kendall FP, McCreary EK, Provance PG, *et al.* Músculos: provas e funções. 5ª ed. São Paulo: Manole; 2007.

17. Mannion AF, Knecht K, Balaban G, *et al.* A new skin-surface device for measuring the curvature and global and segmental ranges of motion of the spine: reliability of measurements and comparison with data reviewed from the literature. Eur Spine J. 2004;13:122-36.

18. Johnson KD, Kim KM, Yu BK, *et al.* Reliability of thoracic spine rotation rangeof-motion measurements in healthy adults. J Athl Train. 2012;47(1):52-60.

19. Yoo WG, Park SY, Lee MR. Relationship between active cervical range of motion and flexion-relaxation ratio in asymptomatic computer workers. J Physiol Anthropol. 2011;30:203-7.

Capítulo 4

Biomecânica da Coluna Vertebral

Henry Dan Kiyomoto

INTRODUÇÃO

A coluna vertebral do humano serve de alicerce para o movimento dos membros. Para entender essa complexa estrutura do corpo humano, alguns conceitos biomecânicos aplicados à coluna vertebral são necessários.

A coluna vertebral tem pelo menos três funções biomecânicas fundamentais: primeiro, transferir as cargas e os momentos de flexão da cabeça, do tronco e dos membros; segundo, permitir suficiente movimento entre essas três partes do corpo; terceiro, e principalmente, proteger a delicada medula espinhal das grandes demandas mecânicas impostas a ela. Atualmente, sabe-se que a coluna vertebral sofre um processo natural de envelhecimento e desgaste e que o componente mecânico sobre a coluna vertebral é primordial. Dessa forma, pesquisas tentam entender a "mecanobiologia" dessa estrutura, já que o processo de degeneração e de manutenção necessariamente responde ao estímulo mecânico. No entanto, são os efeitos combinados de hereditariedade, genética, envelhecimento e história das cargas impostas à coluna que podem influenciar a resistência dos tecidos da coluna vertebral, de tal forma que é difícil especificar a força de resistência da coluna de cada indivíduo[1].

Didaticamente, pode-se estudar a biomecânica da coluna vertebral, por estruturas: disco intervertebral, ligamentos e vértebras[2-4].

O DISCO INTERVERTEBRAL

O disco intervertebral tem muitas funções na coluna vertebral, entre elas o componente biomecânico mais importante é suportar e distribuir as cargas impostas, principalmente axiais, à coluna. As cargas suportadas pelo disco intervertebral podem ser divididas em dois tipos, de acordo com o tempo e a magnitude. Entre as diversas variações que essas duas características podem gerar, as mais importantes são as cargas impostas ao tecido geradas em curta duração com alta magnitude e as cargas de longa duração com baixa magnitude. Essa divisão é importante, pois o disco intervertebral tem propriedades de fadiga e viscoelasticidade devido aos efeitos da histerese, *creep* e do estresse.

As cargas de curta duração causam danos quando a magnitude ultrapassa o seu limite de resistência. Esse é um princípio simples, mas *in vivo* o componente de resistência, dada certa magnitude, torna-se complexo, pois ela é influenciada pela biologia que se adapta ao estresse do dia a dia. Já o mecanismo de falha das baixas cargas, com exposição de longa duração, é totalmente diferente, dado pela falha, na fadiga, que ocorre ao longo do tempo.

O disco talvez seja a estrutura mais estudada da coluna vertebral. Essa estrutura representa de 20% a 33% da altura da coluna vertebral e muitas vezes é vista como um vilão por causa das dores que a população sofre na coluna vertebral ao longo da vida. Deve-se ter em mente que o estudo biomecânico da coluna vertebral pode ajudar na explicação das demandas mecânicas impostas aos tecidos, mas não se podem misturar os dados obtidos e inferir sobre os problemas álgicos vistos na clínica.

A estrutura do disco é composta por três partes principais: o núcleo pulposo, o ânulo fibroso e a placa terminal cartilaginosa.

O núcleo pulposo preenche de 30% a 50% de toda a área de secção transversa do disco e é composto principalmente de água, cerca de 70% a 90%. Essa característica de retenção hídrica é o fator mais importante relacionado à resistência compressiva e de nutrição do disco, por promover um sistema hidráulico no tecido, permitir estados de pré-tensão à estrutura do disco e aumentar a sua resistência às cargas.

O ânulo fibroso é uma porção diferente do núcleo pulposo, no qual o componente mecânico importante está relacionado à resistência ao estresse e à tensão, tanto na flexão do tronco como durante a atuação de forças compressivas sobre o disco. Por meio do deslocamento do núcleo pulposo, o ânulo fibroso tenciona suas fibras (Fig. 4.1). A sua inserção é ponto-chave na composição de sua resistência. Suas fibras são inseridas de forma concêntrica, com ângulo de 30° ao platô vertebral, e na região mais externa inserem-se diretamente no osso, sendo denominadas fibras de Sharpey. Isso dá a elas uma resistência bem maior do que a das fibras mais internas que se inserem na placa terminal.

A placa terminal é composta de cartilagem hialina. Pouco se sabe sobre essa estrutura, mas provavelmente está relacionada ao processo de nutrição do disco.

Os mais numerosos estudos de biomecânica da coluna estão relacionados à carga de compressão, talvez pela hipótese de que ela seria o fator central do processo de herniação do disco intervertebral. No entanto, esses estudos demonstraram que o disco é uma estrutura muito resistente à compressão e que tanto discos normais como discos degenerados, quando submetidos a forças compressivas até a falha do tecido, resistem a ponto de a placa terminal (cartilagem) fraturar antes da ruptura deles. O núcleo pulposo não teve preferência na sua direção de deslocamento e, ao final, acabou migrando para dentro do corpo vertebral, em de-

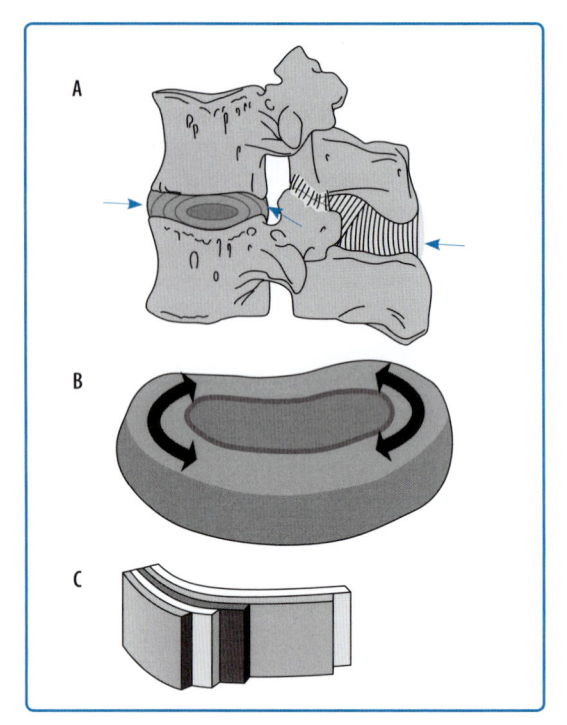

Fig. 4.1. Unidade funcional da coluna vertebral (**A**) e seus componentes separadamente: disco intervertebral (**B**), ânulo fibroso (**C**). Fonte: Adams MA. Basic science of spinal degeneration. Surgery. 2012;30(7):347-502.

corrência de a falha da placa terminal anteceder a falha do ânulo fibroso. Essa informação impacta sobre a clínica, pois o medo da compressão sobre a coluna pode diminuir consideravelmente. E provavelmente a compressão sobre o disco não causa danos diretos ao disco intervertebral se ele estiver dentro dos limites fisiológicos.

O disco é submetido constantemente também à força de tensão. Por exemplo, nos movimentos de flexão, extensão, inclinação e rotação do tronco e no deslocamento do núcleo pulposo durante a compressão, que tende a migrar em uma direção, colocando tensão sobre o ânulo fibroso, gera-se tensão nas fibras do ânulo fibroso, apesar de o disco estar mais próximo ao eixo de rotação e de as magnitudes dessas forças serem menores. No entanto, estudos demonstraram que, quando as estruturas ligamentares são removidas, a tração do disco intervertebral leva à lesão das fibras do ânulo fibroso e a algumas avulsões ósseas com cargas relativamente baixas. Esse dado já é conhecido pelos biomecânicos, mas também foi experimentado na coluna vertebral. Quando as forças de estresse foram geradas na direção de suas fibras, o tecido apresentou maior resistência.

A histerese é um fenômeno biomecânico importante que ocorre no disco intervertebral e em todas as estruturas que têm comportamento visco-elástico, quando o tecido perde energia ao ser submetido a cargas cíclicas. Dessa forma, atividades relacionadas a essa característica cíclica podem ser um importante fator de risco para lesão do disco intervertebral. Um importante fator a ser conhecido é a tolerância à fadiga. Esta poderia fornecer dados relacionados a limites cíclicos do movimento. Experimentos em cadáver demonstraram que pequenas cargas em pequenas amplitudes geraram as primeiras falhas após 200 ciclos em média e a falha total em 1.000 ciclos. Esses valores tornaram-se importantes, desde que se sabe que o disco intervertebral tem pouca capacidade de regeneração, no entanto pouco se sabe sobre esse tópico em tecidos vivos.

O disco intervertebral é um tecido com pouco suprimento sanguíneo direto, por isso seria um tecido de difícil reparo. A lesão do ânulo fibroso e/ou o processo degenerativo levam a uma alteração do comportamento mecânico quando se compara a um disco normal. No entanto, alguns experimentos *in vitro* e sintomas que melhoram sem intervenções diretas sobre o disco intervertebral indicam que o disco pode ter um mecanismo de *self-sealing*, que é um comportamento de ajuste ao estresse quando se sofre uma lesão ou degeneração (Fig. 4.2).

No entanto, quando a coluna vertebral é submetida à carga axial, o disco, que tem propriedades viscoelásticas, distribui a carga uniformemente ao longo da superfície articular da vértebra, mesmo quando a carga axial é gerada por uma inclinação do tronco. Já no processo degenerativo, o disco intervertebral diminui suas propriedades mecânicas e não consegue distribuir essas cargas de forma homogênea (Fig. 4.3).

Com base nesses conhecimentos biomecânicos, pode-se ter ideia de como a coluna é sobrecarregada ou subcarregada no dia a dia. Um fato importante é que o metabolismo celular do ânulo fibroso é muito sensível à mecânica do tecido. Pressão hidrostática oscilatória causa nas células um aumento na síntese de proteoglicanos e colágeno (Fig. 4.4). Contudo, estresse muito alto ou muito baixo pode causar o efeito inverso, principalmente se aplicado de forma estática.

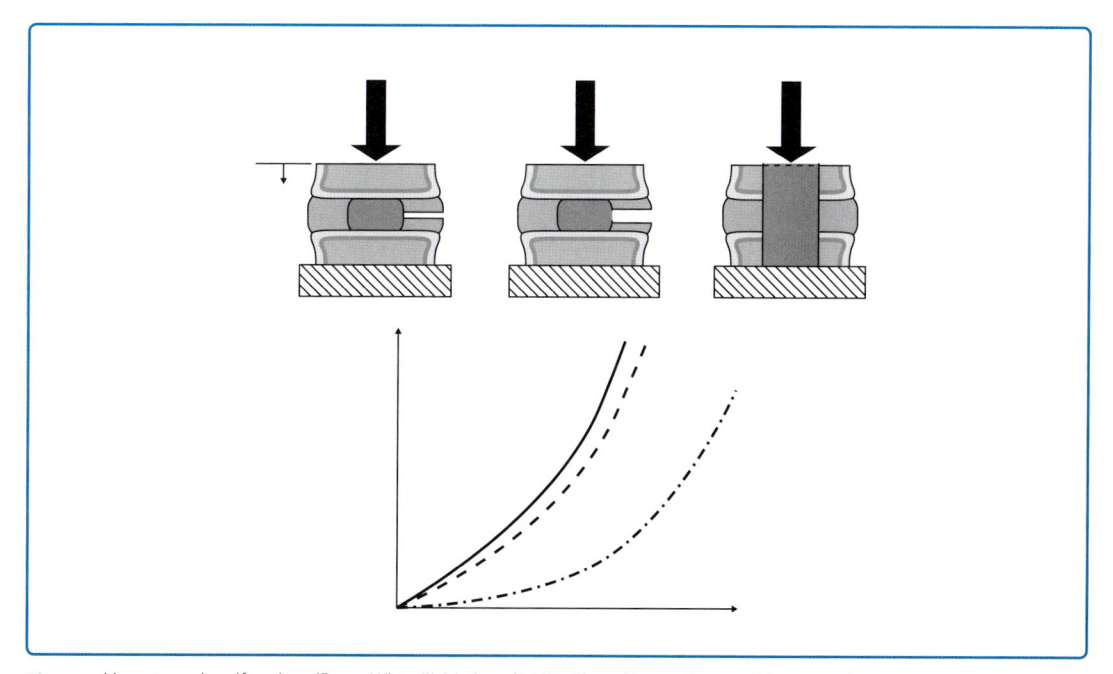

Fig. 4.2. Mecanismo de *self-sealing*. (Fonte: White III AA, Panjabi MM. Clinical biomechanics of the spine. Philadelphia: Lippincott Williams & Wilkins; 1978. p. 12[3].

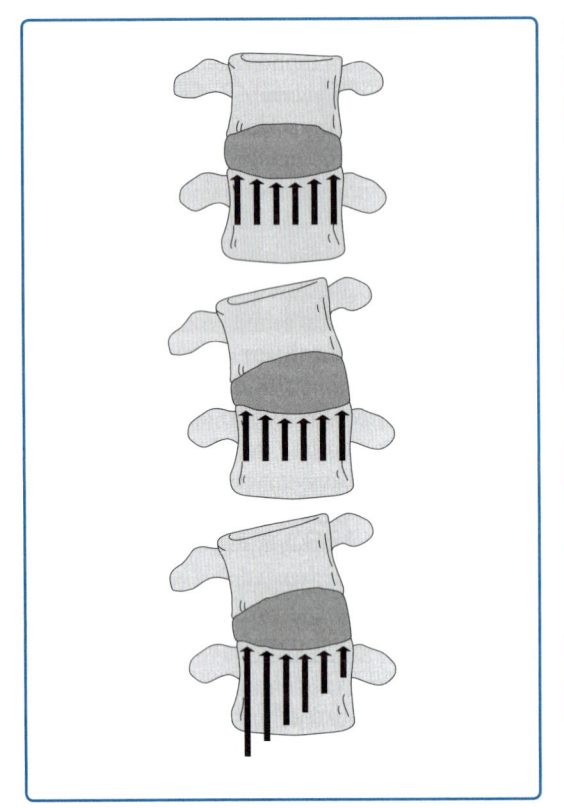

Fig. 4.3. Distribuição de cargas na superfície vertebral em discos não degenerados e em discos degenerados. (Fonte: Brinckmann P, Frobin W, Leivseth G. Musculoskeletal biomechanics. Stuttgart: Thieme; 2002. p. 118[5].

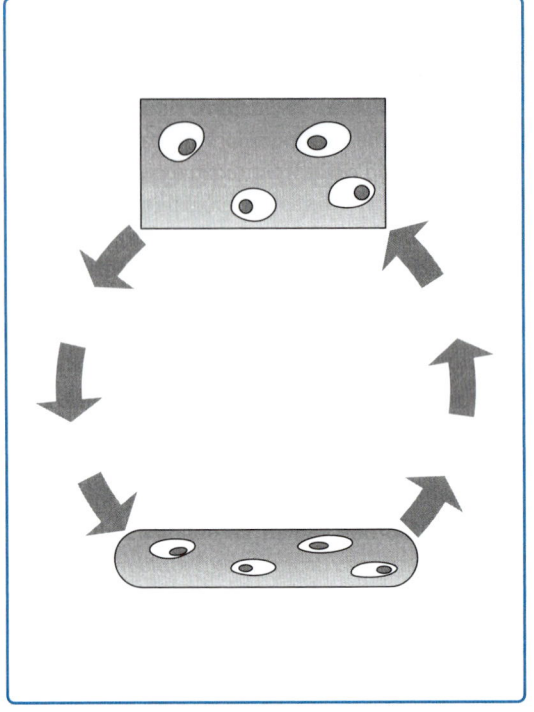

Fig. 4.4. Mecanobiologia. Adaptação e resposta do tecido ao estresse. (Fonte: Adams MA, Dolan P. Spinal biomechanics. Surgery. 2012;30(7):347-501 – Fig. 6.)

OS LIGAMENTOS DA COLUNA VERTEBRAL

Ligamentos de forma geral são estruturas uniaxiais e são muito efetivos em suportar cargas na direção em que suas fibras correm. Na coluna vertebral, os ligamentos têm seu papel bem estabelecido. Em primeiro lugar, eles podem manter a coluna em diversas posturas, com pouco esforço muscular. Em segundo, eles podem proteger a medula espinhal, mantendo o movimento dos ossos em limites fisiológicos bem estabelecidos.

Há sete ligamentos principais na coluna vertebral. Os dois mais longos são os ligamentos longitudinais anterior e posterior. Ambos se "deitam" sobre a superfície anterior e posterior da coluna e inserem-se tanto no disco como no corpo vertebral. Dessa forma, além de evitar a separação dos corpos vertebrais, eles servem como uma camada extra para as tensões colocadas sobre o disco intervertebral. Esses dois ligamentos são muito fortes e possivelmente muito difíceis de serem rompidos com o movimento normal do corpo. O comportamento mecânico desses ligamentos é alterado em magnitude e quantidade de seus componentes com o avanço da idade, tornando-se mais fracos e mais espessos.

Os ligamentos supraespinhal, interespinhal, intertransversal e as cápsulas ligamentares foram menos estudados. Eles sofrem grande tensão ao movimento, pois estão afastados do eixo de movimento instantâneo intervertebral, gerando grande tensão sobre eles.

O ligamento amarelo (*flavum*) foi tema central de discussão desde o início do século passado. Embora alguns estudos tenham sido realizados, o dado mais interessante retirado deles é a pré-tensão ao repouso que esse ligamento mantém, e com a idade ela é diminuída. Provavelmente, essa tensão tem papel biomecânico fundamental na estabilidade intervertebral, já que esse ligamento é um contínuo com inserções em cada lâmina vertebral.

Biomecanicamente, os ligamentos são estruturas perfeitas, pois permitem que o movimento nas amplitudes fisiológicas quase não tenham resistência e são estruturas extremamente fortes que evitam movimentos extremos, protegendo a medula espinhal de deslocamentos das estruturas ósseas vertebrais.

A VÉRTEBRA

Provavelmente, os estudos mais antigos de biomecânica estão ligados ao estudo da vértebra e datam de quase 100 anos atrás.

A parte anterior da vértebra, o corpo vertebral, tem uma divisão anatômica muito clara da parte posterior, conhecida como arco neural. O arco neural é composto de dois pedículos, duas lâminas e sete protuberâncias. Apesar de o desenho da vértebra ser igual em todas as regiões da coluna, ela sofre alterações do tamanho, que aumentam conforme o nível mais baixo da coluna. O processo espinhoso tem alteração principalmente em relação ao seu ângulo no plano sagital, e as facetas ganham posição diferente, vindo de uma posição quase horizontal, passando para uma posição vertical e, por fim, deixando a posição supina e rodando sua face internamente. O osso sofre adaptação à carga recebida ao longo da coluna. O padrão de movimento livre da coluna vertebral é dependente do plano articular das facetas articulares. Na cervical, o plano articular tem em média 45° de inclinação em relação ao plano horizontal. Já a torácica é mais inclinada, tem em média 60° de inclinação em relação ao plano horizontal/transversal e 20° em relação ao plano sagital. Na lombar, há inclinação de 90° em relação ao plano transversal e uma inclinação (ou rotação) de 45° no plano sagital. Isso faz com que a liberdade de movimento em cada região ou até segmentar seja diferente na coluna vertebral.

As forças de resistência à compressão do corpo vertebral aumentam proporcionalmente ao tamanho da vértebra, sejam estas de compressão ou de tração, portanto são maiores de acordo com o nível da vértebra. No entanto, a vértebra diminui com a idade, devido ao processo de perda fisiológica de massa óssea com o avanço da idade.

Uma das regiões da vértebra em que ocorre muita lesão é o arco vertebral, mais especificamente a *pars interarticularis*. O mecanismo de sobre-carga primário advém dos movimentos extremos, somados a uma alta magnitude ou repetição da extensão da vértebra. O pedículo inferior e o apoio do corpo vertebral na vértebra de baixo formam dois braços de alavanca, sendo o fulcro dessa abertura a *pars interarticularis*. Somada a essa força de abertura, a faceta articular da vértebra de cima se apoia sobre a face superior da *pars interarticularis* e determina o ponto da fratura (Fig. 4.5).

De forma geral, pode-se dividir a coluna vertebral em duas partes: um pilar anterior, principal responsável por aproximadamente 80% da carga axial imposta à coluna vertebral; e a região posterior do arco neural, que compartilha 20% do suporte das cargas axiais. Essas estruturas estão adaptadas dessa forma, no entanto, quando a altura das vértebras é comprometida, inicialmente pelo processo degenerativo do disco intervertebral, as facetas começam a receber mais carga e o processo degenerativo delas pode acelerar significativamente. Entende-se que a região posterior, onde se concentram os ligamentos, são estruturas muito fortes para suportar estresse de tensão, mas

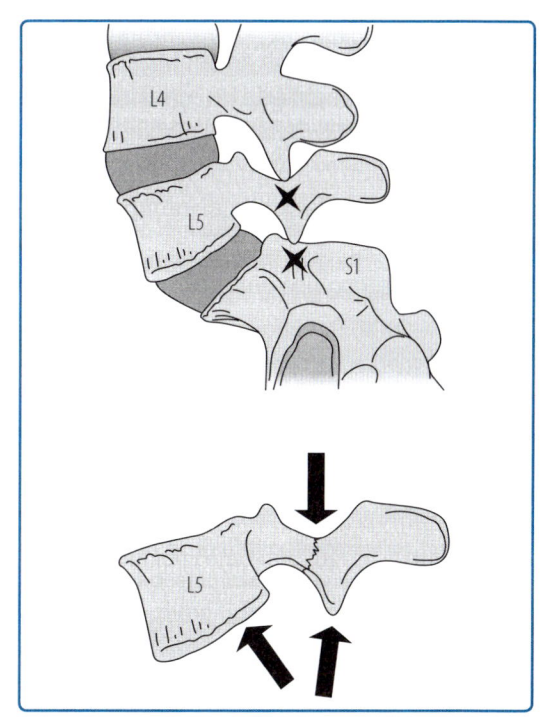

Fig. 4.5. Mecanismo de trauma e a alavanca criado sobre o pedículo vertebral. (Fonte: Brinckmann P, Frobin W, Leivseth G. Musculoskeletal biomechanics. Stuttgart: Thieme; 2002[5]. p. 124, Fig. 11.22.)

não a compressão. No entanto, estresse dinâmico de flexão/extensão, inclinação e rotação em conjunto com as cargas axiais geram uma complexa interação na distribuição de forças entre a região anterior e posterior da coluna vertebral. Assim, todo movimento, seja ele de compressão ou de tração, é dependente da integridade das estruturas ligamentares e da posição da coluna vertebral.

No estudo do comportamento biomecânico dos tecidos, dois conceitos centrais devem ser entendidos: *stiffness* (rigidez) e flexibilidade.

Stiffness é a propriedade que a estrutura tem de resistir a uma carga. Flexibilidade é a capacidade de a estrutura deformar-se quando submetida a uma carga. Além disso, os estudos observam o comportamento dos tecidos da coluna vertebral, normalmente por duas óticas experimentais: a compressão e a tensão. A coluna vertebral tem um *stiffness* maior para cargas de compressão quando comparadas aos estresses de tensão, aproximadamente 60% maior. Os valores maiores para compressão provavelmente são devidos ao comportamento hidrostático do disco intervertebral.

Os clínicos, entretanto, preferem as informações advindas das descrições dos movimentos fisiológicos. Um movimento peculiar é a translação das vértebras e o *stiffness* dos tecidos, nas diversas direções impostas. Além disso, os elementos ligamentares posteriores parecem ter um papel mediano sobre a estabilidade dos movimentos rotacionais em alguns níveis mais altos, acima de T7-8, ou mais abaixo, entre os níveis de T9-L4. Quando essas estruturas foram removidas, a amplitude foi aumentada em mais de 100% com as mesmas forças impostas.

No entanto, quando se pensa em movimento da coluna vertebral, as facetas se tornam o centro das atenções. Mecanicamente, as facetas articulares têm importância fundamental. O primeiro papel dessa estrutura é o encaixe intervertebral que elas promovem. Além disso, servem como trilhos do movimento, principalmente para a rotação axial, e são ao mesmo tempo um importante restritor de amplitudes exageradas da coluna vertebral quando associadas aos ligamentos. Dessa forma, quando algum movimento com grande carga é gerado sobre a coluna, é preferível que a coluna se mantenha em sua posição neutra, pois a inclinação da coluna pode tirar a estabilidade que as facetas promovem e sobrecarregar os tecidos moles.

Um dos aspectos interessantes do movimento da coluna vertebral é o movimento acoplado ou conjunto das vértebras. Esse conceito pode ser visto quando dois movimentos individuais (por exemplo, rotação e inclinação) não são possíveis de serem reproduzidos sem o outro ocorrer conjuntamente. Na região torácica, é menos evidente, no entanto ocorre principalmente no plano sagital; já na região lombar e cervical o movimento acoplado ocorre nos três planos.

OS MÚSCULOS

A coluna com todos os seus ligamentos, mas sem seus músculos, é extremamente instável. Experimentos mostraram que uma simples carga axial acima de 4 kg pode tirar a coluna do seu equilíbrio. Há uma rede complexa de músculos ao redor da coluna, que, para fins didáticos, podem ser divididos em músculos anteriores e posteriores, sendo esses divididos em camada superficial e profunda. Os músculos mais profundos são curtos e sua secção transversa é pouco espessa, seguindo o princípio de que quanto maior a distância dos músculos em relação ao eixo de rotação instantâneo, mais longos e espessos eles se tornam, ganhando grande potencial na função de gerar movimento. Recentemente, os músculos abdominais estão se tornando o centro das atenções, principalmente a camada mais profunda, o músculo transverso do abdome. Este parece não ter como função principal movimentar a coluna, mas sim criar pré-tensão sobre as diversas estruturas descritas anteriormente, diminuindo os picos de estresse e tornando o movimento mais homogêneo[5].

Por exemplo, na postura em pé, pouca atividade elétrica nos músculos foi observada. Deve-se lembrar que o corpo em pé funciona como um pêndulo invertido e sempre tende ao desequilíbrio em uma direção, sofrendo forças que são controladas pelos músculos, gerando forças na direção oposta ao desequilíbrio. Uma postura pode ser considerada ruim quando o deslocamento do centro de pressão tem uma oscilação com amplitude muito grande e viciada em uma direção. De forma geral, pode-se pensar que a anatomia da coluna tem estrutura suficiente para suportar grandes cargas, principalmente axiais. Quando as peças tendem ao desequilíbrio, há dois mecanismos para manter a estabilidade: a pré-tensão dos ligamentos e a atividade dos músculos, que atuam em momentos diferentes. Os ligamentos são realmente solicitados nas amplitudes máximas que a arquitetura óssea permite e os músculos agem como geradores de movimento e estabilizadores, principalmente no meio do arco de movimento[6].

A pressão intra-abdominal tem um importante papel no mecanismo de estabilidade da coluna lombar. A pressurização intra-abdominal é efetuada principalmente pelos músculos abdominais: reto abdominal, oblíquo interno e externo e o transverso do abdome. Esse aumento da pressão intra-abdominal leva a coluna lombar para uma posição de flexão, que é compensada com a força dos músculos extensores. Estudos têm mostrado que esses picos de pressão intra-abdominal podem ser atingidos pela ação antecipada do músculo transverso do abdome e multífidus. No entanto, picos elevados necessitam que uma gama maior e mais forte dos músculos de toda a região lombar entrem em atividade para não haver um colapso da cavidade abdominal[6].

Existem alguns pequenos músculos, de comprimento curto e de espessura fina, na região posterior da coluna, como o músculo intertransversal medial e lateral e os interespinhosos. Eles não apresentam significância clínica do ponto de vista mecânico, mas parecem ter papel essencial na propriocepção da coluna vertebral. Já os músculos multífidus têm sua inserção no processo espinhoso e uma série de inserções inferiormente nas vértebras de dois segmentos abaixo pelo menos. Estes parecem exercer sua função no controle do movimento de flexão e auxiliar de alguma forma na extensão da coluna, sendo sua principal função mecânica puxar a vértebra para trás por meio de sua inserção no processo espinhoso, estabilizando principalmente a translação anterior da vértebra[7] (Fig. 4.6).

O movimento da vértebra pode ser descrito em relação a outra vértebra, podendo ser classificado em rotação axial, inclinação lateral e flexão e extensão. Como em todas as articulações do corpo humano, o movimento articular não é guiado pela

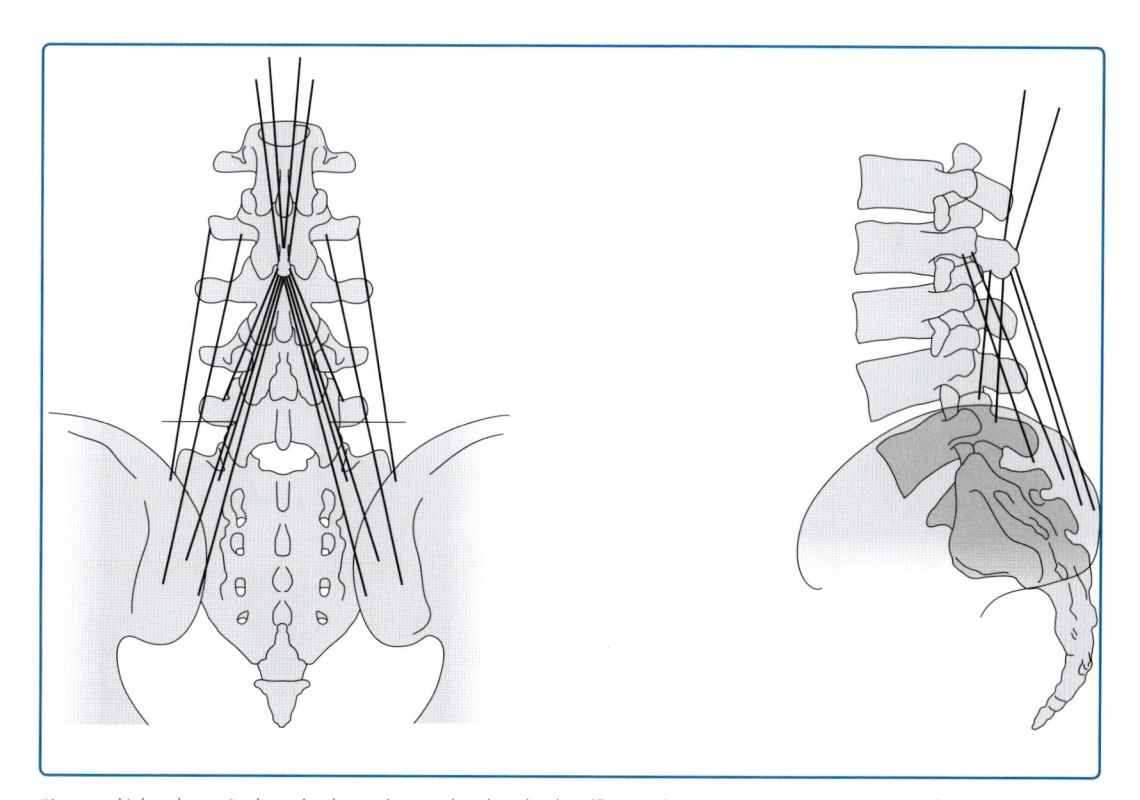

Fig. 4.6. Linhas de tensão dos músculos intrínsecos da coluna lombar. (Fonte: Adams M, Bogduk N, Burton K, *et al.* The biomechanics of back pain. 2nd ed. Edinburgh: Churchill Livingstone; 2006[4]. p. 37, Fig. 3.10.)

forma da arquitetura óssea somente, mas pela arquitetura e propriedade dos tecidos moles. Dessa forma, o movimento vertebral não pode ser previsto teoricamente, e sim observado experimentalmente. Além disso, o ponto alto da análise de qualquer movimento articular é entender o eixo de rotação, que no corpo humano não é fixo, e sim evolutivo. Dessa forma, torna-se muito difícil descrever o movimento de um plano isoladamente. Por exemplo, o movimento de flexão vertebral é uma soma de rotação anterior com translação anterior da vértebra. O trilho desse movimento é dado pelas facetas articulares, no entanto a quantidade e a velocidade de cada um são modificadas pelos tecidos moles. Acredita-se que esses movimentos podem modificar-se com estados degenerativos diferentes. O movimento intervertebral pode ter uma quantidade infinita de combinações de movimento, principalmente quando se somam as possibilidades de compensação dos diversos segmentos, a chamada abundância de graus de liberdade que o corpo humano tem[6,7].

REFERÊNCIAS

1. Adams MA, Dolan P. Spine biomechanics. J Biomech. 2005;38:1972-83.

2. Adams MA. Basic science of spinal degeneration. Surgery. 2012;30(7):347-50.

3. White III AA, Panjabi MM. Clinical biomechanics of the spine. Philadelphia: Lippincott Williams & Wilkins; 1978.

4. Adams M, Bogduk N, Burton K, et al. The biomechanics of back pain. 2nd ed. Edinburgh: Churchill Livingstone; 2006.

5. Brinckmann P, Frobin W, Leivseth G. Musculoskeletal biomechanics. Stuttgart: Thieme; 2002.

6. Vleeming A, Mooney V, Stoeckart R. Movement, stability and lumbopelvic pain. 2nd ed. Edinburgh: Churchill Livingstone; 2007.

7. Adams MA, Stefanakis M, Dolan P. Healing of a painful intervertebral disc should not be confused with reversing disc degeneration: implications for physical therapies for discogenic back pain. Clin Biomech. 2010;25:961-71.

Capítulo 5

Fisiologia da Dor

Judymara Lauzi Gozzani

INTRODUÇÃO

Até a década de 1960 a dor era considerada uma resposta sensorial inevitável à lesão de tecidos. As outras dimensões da experiência dolorosa, como componentes afetivo e cognitivo, diferenças genéticas, ansiedade e expectativa, eram pouco valorizadas[1].

Nos últimos anos, grandes avanços foram feitos para a compreensão dos mecanismos que são subjacentes à dor e o tratamento de pessoas que se queixam de dor.

Em 1965, a teoria de controle do portão de Melzack e Wall enfatizava o mecanismo neurofisiológico que controla a percepção de estímulo nociceptivo, integrando a aferência, o processo de informação ascendente, com a modulação descendente do encéfalo. Essa teoria, porém, não abrange as mudanças de longo prazo que podem ocorrer no sistema nervoso central, em resposta ao estímulo nociceptivo[2].

Estudos fisiológicos e comportamentais mostraram que a plasticidade, ou aprendizado, desempenha papel fundamental no processo doloroso.

Algumas situações clínicas de pacientes com dor deixam claro que o encéfalo pode gerar dor na ausência de impulsos periféricos dos nociceptores ou da medula espinal, por exemplo, na dor de membro fantasma.

A melhor definição de dor é a proposta pela IASP (*International Association for the Study of Pain*), para a qual a dor é uma experiência emocional, com sensação desagradável, associada à lesão de tecido presente, potencial ou descrita como tal.

A existência de muitos tipos de dor pode ser compreendida pela identificação da nocicepção, da percepção dolorosa, do sofrimento e do comportamento doloroso. Subjacente a essas situações clínicas, podem-se identificar substratos anatômico, fisiológico e psicológico.

A nocicepção é a detecção de lesão do tecido por transdutores especializados ligados a fibras dos nervos periféricos do tipo A delta e C. Esses transdutores podem ser alterados por mudanças neurais ou inflamatórias no seu meio ambiente mais próximo, tendo seu sinal amplificado ou inibido[3].

A percepção dolorosa é frequentemente desencadeada por estímulo nocivo, seja lesão ou doença em tecido somático ou tecido nervoso, periférico ou central[4].

O sofrimento é uma resposta negativa induzida por inúmeros fatores, entre os quais, a dor, o medo, o estresse e as perdas. A linguagem da dor pode ser usada para descrever sofrimento, independente da causa, levando tanto médico como paciente a equívocos quanto ao motivo dele. O sofrimento aparece quando a integridade física ou psicológica do indivíduo é ameaçada. Nem todo sofrimento é causado por dor, mas frequentemente ele é descrito nesses termos.

O comportamento doloroso resulta de dor e sofrimento, como posturas ou atitudes que visam diminuir o desconforto. Eles são observáveis por terceiros e podem ser quantificados.

Do ponto de vista temporal, a dor é classificada como aguda ou crônica, e sob a ótica da fisiopatologia, descreve-se a dor como associada à nocicepção, à neuropatia ou desaferentação e a de influência pelo sistema nervoso simpático. Por vezes, um quadro aparentemente agudo, pelo tempo de desenvolvimento, tem fisiopatologia que indica grande potencialidade para cronificação; os mecanismos fisiopatológicos poucas vezes são estanques, havendo frequentemente mescla de mecanismos com eventual predomínio de um deles.

DOR POR NOCICEPÇÃO

Na dor por nocicepção, é importante identificar os transdutores de sinal (nociceptores), as vias que conduzem o sinal e como ele pode ser modulado tanto por via neural como por meio de substâncias endógenas e/ou exógenas[4].

MECANISMO PERIFÉRICO

Transdutores de sinal

Os nociceptores são transdutores encontrados nos tecidos superficiais, profundos e vísceras, que anatomicamente se apresentam como terminações nervosas livres. Sua principal característica eletrofisiológica é o alto limiar de excitabilidade. Quando estímulo mecânico, térmico ou químico intenso, potencialmente lesivo, é aplicado ao organismo, os nociceptores são ativados e uma informação de agressão é encaminhada ao sistema nervoso central. Existem três classes de nociceptores: os mecanoceptores, que são sensíveis a estímulos mecânicos; os termonociceptores, sensíveis a estímulos térmicos; e os nociceptores polimodais, que respondem a estímulos mecânicos, térmicos e químicos.

Vias periféricas

A informação caminha por fibras com baixa velocidade de condução do tipo A delta e C, em direção à medula espinal, atingindo-a por meio do gânglio da raiz posterior, em seu maior contingen-

te. As fibras A delta conduzem a uma velocidade entre 2,5 e 20 m.seg^{-1}, e as fibras C, a uma velocidade menor que 2,5 m.seg^{-1}. Uma pequena parte das fibras chega à medula espinal pelo corno da raiz anterior.

Mediadores algogênicos e modulação periférica

Quando um estímulo intenso provoca lesão do tecido, inicia-se o processo inflamatório, que é seguido por processo de reparação.

As células lesadas liberam enzimas de seu interior, que no ambiente extracelular ciclizam ácidos graxos de cadeia longa e agem sobre cininogênios, formando as cininas, principalmente a bradicinina, substância algógena e vasoativa.

A membrana celular, pela ação da fosfolipase A, libera ácido araquidônico, que, por ação da cicloxigenase e da lipoxigenase, origina, respectivamente, prostaciclinas, prostaglandinas, tromboxano, leucotrienos e lipoxinas.

A biossíntese de prostaglandinas, principalmente PGE2, promove diminuição do limiar de excitabilidade dos nociceptores, fazendo com que estímulos menos intensos sejam capazes de ativá-los.

Os macrófagos e os leucócitos polimorfonucleares liberam fatores solúveis de regulação da fase aguda, as citocinas (interleucinas 1 e 6 e fator alfa de necrose tumoral), que vão estimular as células endoteliais a iniciarem o processo de adesão. Esse processo faz parte do mecanismo de migração dos leucócitos para a área lesada e libera selectinas, integrinas, fatores quimiotáticos e óxido nítrico.

As células do tecido lesado juntamente com os macrófagos e neutrófilos liberam diversas substâncias oxidantes e enzimas que resultam na formação de espécies reativas de oxigênio e nitrogênio. Estas estimulam a produção de uma segunda geração de produtos que tanto exercem função reparadora (catalases para eliminar radicais livres, colagenases e esteromelisina com atividade de reparo do tecido) como mantêm a inflamação com produção de citocinas e moléculas de adesão.

Além dessa resposta inflamatória, há também resposta inflamatória neurogênica, com produção de vasodilatação e extravasamento de proteínas plasmáticas e ação sobre as células inflamatórias com liberação de mediadores químicos.

A estimulação dos nociceptores produz reflexo axônico local, que libera substância P, neurocinina A e peptídeo geneticamente relacionado à calcitonina.

A dilatação e o aumento da permeabilidade vascular são consequências da ação da substância P e resultam em produção de enzimas lisossômicas, prostaglandina, interleucinas 1 e 6, além de síntese de óxido nítrico pelo endotélio vascular. Esses fatores contribuem tanto para a manutenção da inflamação como para a sensibilização dos nociceptores.

Os mediadores inflamatórios agem em sinergismo, aumentando a sensibilidade dos nociceptores, com consequente redução de seu limiar de excitabilidade[5].

A série de eventos que decorre da lesão de tecido é conhecida como sensibilização periférica. A sensibilização periférica é um mecanismo muito complexo e menos elucidado que a sensibilização central, entretanto alguns fenômenos ligados aos receptores parecem mediar a transdução neuroquímica da nocicepção, tanto periférica como centralmente.

Em geral, mediadores inflamatórios iniciam a fosforilação de canais iônicos de membrana, tipo voltagem-dependentes (canais de sódio, potássio e cálcio); canais iônicos operados por receptor (receptor colinérgico e nicotínico); de receptores associados à tirosinocinase ou de receptores de membrana acoplados às proteínas regulatórias, denominadas proteínas G, como ocorre com os receptores de prostaglandinas e bradicinina.

A inflamação parece ter ainda outro papel sobre os nervos periféricos. Há uma classe de aferentes primários não mielinizados que normalmente não são sensíveis a estímulos térmicos e mecânicos intensos; entretanto, em presença de sensibilização inflamatória ou química, tornam-se responsivos, despolarizando-se vigorosamente, mesmo durante movimentos normais. Esses receptores foram identificados em diversas espécies animais e são denominados nociceptores silentes.

Outros fenômenos ocorrem nos terminais periféricos em vigência de reação inflamatória. Além do fenômeno de sensibilização, que tende a ampliar a informação nociceptiva, existe mecanismo de modulação inibitória mediado por receptores opioides periféricos. Esses receptores estão localizados nas terminações nervosas sensoriais e, quando ativados, diminuem a excitabilidade dos terminais sensoriais, bem como a liberação de substâncias excitatórias, como a substância P. Os ligantes endógenos dos receptores opioides periféricos são a endorfina, as encefalinas e as dinorfinas, que se encontram em células relacionadas à imunidade como linfócitos T e B, monócitos e macrófagos. Esses peptídeos opioides localmente produzidos e liberados podem ocupar os receptores nas terminações nervosas, produzindo analgesia[5].

Quando há persistência de reação inflamatória, o número de receptores opioides aumenta, indicando que a inflamação estimula o transporte axonal de receptores para a periferia. Podem ser identificados receptores mu, delta e kappa.

Estudos mostraram que o acesso de opioides aos receptores periféricos é facilitado pela inflamação por ruptura do perineuro, uma cobertura normalmente quase impermeável que recobre as fibras nervosas periféricas.

MECANISMO MEDULAR[6,7]

Vias no sistema nervoso central

Na medula espinal, os aferentes primários fazem sinapse nas lâminas I, II e V, assim designadas pela classificação de Rexed. A lâmina I, ou camada marginal do corno posterior da medula espinal, é o centro de recepção da informação que chega da periferia. Seus neurônios fazem sinapses com os neurônios da lâmina II (substância gelatinosa de Roland), que possuem função inibitória, e os sinais são retransmitidos pelos neurônios da lâmina V em direção ao tálamo e córtex.

Após deixarem a lâmina V, os neurônios cruzam a linha média da medula espinal e ascendem em direção ao tálamo através do fascículo anterolateral, que contém os feixes espinotalâmico e espinorreticular. Antes de penetrarem na substância cinzenta, as fibras que entram através do corno dorsal ascendem e descendem alguns segmentos (cerca de três), formando o trato de Lissauer, que parece desempenhar importante papel em algumas formas de dor na qual fibras autonômicas estão envolvidas. Uma vez integrado nesse sistema medular, o impulso nociceptivo caminha por feixes ascendentes.

Em situações patológicas, quando há lesão dos feixes ascendentes e o impulso é impedido de transitar por essas vias, contribuem para a condução do estímulo os feixes espinocervicotalâmicos e as fibras pós-sinápticas da coluna dorsal.

O feixe espinotalâmico dirige-se ao tálamo para o complexo ventrobasal, núcleo posterior e núcleos intralaminares, e as informações processadas nessas áreas são transmitidas ao córtex.

O feixe espinorreticular vai à formação reticular, onde diversas áreas têm papel relevante, como o núcleo gigantocelular e formação reticular bulbar adjacente, formação reticular mesencefálica, substância cinzenta periaquedutal e núcleo da rafe.

Além dos sistemas ascendentes, há um sistema descendente, com origem no córtex e na formação reticular, que desce anatomicamente pelo funículo dorsolateral e faz sinapse com os neurônios da lâmina II na medula espinal. Esse é um sistema com função inibitória.

Mediadores e modulação na medula espinal

Estudos farmacológicos forneceram também importante subsídio na identificação de neurotransmissores e neuromoduladores envolvidos no processo doloroso no corno dorsal da medula espinal[4,8].

Sabe-se que grande número de receptores está envolvido na transmissão dolorosa. Esses receptores estão localizados na terminação central do aferente primário nociceptivo tanto antes como depois da sinapse. São observados em posição pré-sináptica receptores opioides mu/delta, kappa, GABA b, alfa2 adrenérgicos, neurocinina 1 e 5HT2. Na posição pós-sináptica, encontram-se receptores GABA a,b, AMPA, NMDA, mu, mu/delta, alfa2 adrenérgicos, 5HT1b, adenosina. A riqueza de neurotransmissores, de neuromoduladores e de receptores da sinapse entre aferente primário e neurônio do corno dorsal da medula espinal faz prever a importância e a complexidade da área.

A transmissão excitatória no sistema nervoso central é feita principalmente pelo glutamato e secundariamente pelo aspartato, chamados genericamente de aminoácidos excitatórios. Em muitas sinapses a liberação de glutamato é conjunta com a liberação de substância P e neurocininas, que são designadas de neuromoduladores.

A frequência e a duração dos estímulos conduzidos até a medula espinal determinam fenômenos de nocicepção com finalidade biológica ou sua transformação em doença.

Um dos principais fenômenos que ocorre nesta região é a sensibilização central[9].

Sensibilização central

A sensibilização central é induzida por impulsos sensoriais veiculados pelas fibras amielínicas C. Essas fibras terminam nas camadas mais superficiais do corno dorsal da medula espinal e são caracterizadas por sua capacidade de produzir potenciais excitatórios pós-sinápticos lentos. As fibras A de baixo limiar de excitabilidade produzem potenciais excitatórios pós-sinápticos que duram alguns milissegundos, enquanto os aferentes de pequeno calibre produzem potenciais lentos, que podem durar até 20 segundos.

Os potenciais excitatórios pós-sinápticos rápidos são mediados pela ação excitatória do glutamato sobre receptores ionotrópicos conhecidos como AMPA. Esses receptores, uma vez estimulados, produzem corrente iônica para dentro da célula de curta duração. Os potenciais excitatórios pós-sinápticos lentos, produzidos pelas fibras de fino calibre, são mais complexos, exibindo três componentes. Inicialmente, podem também ser gerados pela ação do glutamato sobre os receptores AMPA, durante alguns milissegundos. A seguir aparece um segundo componente, que é sensível aos antagonistas do receptor NMDA (N-metil-D-aspartato) e dura cerca de 5 segundos. O terceiro componente, que é o mais prolongado, é resistente aos antagonistas do receptor NMDA e parece ser mediado por taquicininas como substância P ou neurocinina A.

A substância P e a neurocinina A estão presentes nos terminais centrais dos aferentes C e coexistem com glutamato nos mesmos neurônios. Quando uma fibra C é estimulada, ela pode teoricamente liberar ambos os grupos de neurotransmissores: os aminoácidos excitatórios e os neuropeptídeos.

Há evidências de que o mecanismo de controle pré-sináptico permitiria a liberação de apenas um tipo de neurotransmissor[5].

Uma vez liberado, o glutamato pode agir em três tipos de receptores: AMPA, NMDA e metabotrópico. As taquicininas podem agir nos receptores NK1 e NK2; a substância P tem grande afinidade pelo NK1 e a neurocinina A, pelo NK2.

O receptor NMDA está associado a canal iônico e é bloqueado por um íon magnésio, assim, quando o glutamato se liga a ele, a corrente iônica resultante é pequena. Se, entretanto, ocorrer estímulo prolongado e/ou repetitivo, o magnésio é retirado do canal iônico, permitindo, além da entrada de sódio, a entrada de cálcio, produzindo não só despolarização da célula pós-sináptica, como também estimulação de segundo mensageiro intracelular.

O glutamato estimula, também, receptores metabotrópicos, que podem aumentar indiretamente o influxo de cálcio e ativar enzimas intracelulares por meio da fosfolipase C.

Os receptores de neurocininas estão acoplados a proteínas G, sendo também capazes de ativar a fosfolipase C.

O aumento do cálcio intracelular provoca ampla gama de efeitos, que incluem a ativação de cinases proteicas, como a proteinocinase C e outras enzimas como a óxido nítrico sintetase. A ativação desses outros sistemas enzimáticos pode resultar em alteração da excitabilidade da membrana por períodos prolongados.

Existem evidências diretas sobre o envolvimento do receptor NMDA na ativação e inicialização da sensibilização central. A administração de antagonistas do receptor NMDA evita o desenvolvimento de sensibilização central em resposta a estímulos que normalmente o fariam. Os antagonistas das taquicininas também são efetivos em prevenir a sensibilização central. A prevenção da elevação do cálcio intracelular é eficaz em evitar a sensibilização central, assim como a inibição da fosfolipase C, óxido nítrico sintetase e proteinocinase C.

Observou-se que o bloqueio dos receptores de ácido gama-aminobutírico (GABA) e de glicina na medula espinal produzia aumento da excitabilidade, qualitativamente idêntico ao produzido pelos impulsos conduzidos pelas fibras C.

Esses fatos induzem ao pensamento de que diversos mecanismos podem manter aumento da excitabilidade da membrana, desencadeada pela atividade do nociceptor. Eles incluem a somação temporal dos potenciais excitatórios lentos, a redução da inibição tônica e a elevação do cálcio intracelular ou ativação da fosfolipase C e proteinocinase C.

A reação inflamatória periférica altera também as respostas dos neurônios da medula espinal. Isso foi demonstrado de forma cabal em neurônios nociceptivos não específicos (*wide dynamic range* – WDR) da medula espinal.

Esses neurônios recebem impulsos tanto de nociceptores como de mecanorreceptores de baixo limiar. Assim como ocorre com os aferentes nociceptivos, a inflamação periférica diminui o limiar de excitabilidade desses neurônios à medida que a intensidade e a duração da reação inflamatória progridem.

Outra alteração importante é o aumento do campo receptor periférico, que pode ser interpretado como aumento da sensibilidade dos neurônios da medula espinal a impulsos subliminares captados na periferia do campo receptor do nociceptor. Essa alteração do campo receptor é o substrato da hiperalgesia secundária, ou seja, uma área que circunda a reação inflamatória nos tecidos afetados (área de hiperalgesia primária).

Uma vez desencadeada, a sensibilização central persiste por período prolongado, mesmo com o desaparecimento da causa inicial. Alguns fármacos podem prevenir o desenvolvimento de excitabilidade central aumentada, como a morfina.

Os antagonistas do receptor NMDA são efetivos tanto na prevenção do desenvolvimento de sensibilização central como na redução da excitabilidade quando a sensibilização central já está estabelecida.

A principal implicação clínica decorrente desse complexo mecanismo fisiopatológico é que parece ser mais vantajoso prevenir o desenvolvimento de sensibilização central do que tratar a dor após seu estabelecimento.

Neuroplasticidade[10]

Os neurônios têm a capacidade de transmitir, inibir e avaliar informações, mas também de armazená-las por longos períodos.

A compreensão desse fenômeno, que nada mais é do que o mesmo mecanismo subjacente da memória, e a possibilidade de correlacioná-lo com outras funções do sistema nervoso possibilitaram o entendimento de diversas modificações desencadeadas pela nocicepção. O fenômeno fundamental é o aumento da força sináptica induzida por uso.

A descoberta da plasticidade sináptica no sistema nociceptivo forneceu conceito relativamente simples para explicar diversos fenômenos clínicos relevantes.

O conceito de plasticidade uso-dependente dos neurônios é uma ferramenta rica e versátil para modificar a função de redes neuronais, de maneira rápida e reversível.

A hiperalgesia e a alodinia, após trauma, inflamação ou lesão nervosa aguda, ao menos em parte, são causadas por aumento da sensibilidade dos neurônios do corno dorsal da medula espinal à estimulação sensorial – sensibilização central que pode em muitos aspectos ser explicada pela potencialização sináptica dependente do uso na via nociceptiva.

No corno dorsal da medula espinal, a ativação simultânea de múltiplos receptores (NMDA, neurocininas 1 e 2 e receptor mGlu) é necessária para indução dessa potencialização, tanto em modelo experimental como por estímulo nocivo natural. Essa estimulação provoca aumento significativo e transitório do Ca++ em neurônios do corno dorsal. O bloqueio dos receptores NMDA, de neurocinina ou de mGlu evita a indução dessa potencialização, mas não sua manutenção (quando já instalada) ou a transmissão normal.

DOR NEUROPÁTICA E CENTRAL[9,10]

A lesão de um nervo periférico raramente produz dor imediatamente, assim cortar ou comprimir um tronco nervoso produz uma descarga intensa dos axônios atingidos, sentida eventualmente como um forte choque. Alguns dias depois, dor em queimação e sensibilização a estímulos mecânicos não nociceptivos podem aparecer no local da lesão, com irradiação para a área correspondente do nervo afetado.

Lesão periférica

Estudos experimentais demonstraram que a ponta de um neurônio em regeneração, num nervo periférico, contém numerosos brotos de pequeno diâmetro que se originam de todas as classes de neurônios. Esses axônios em regeneração apresentam descargas espontâneas, possivelmente causadas pela permeabilidade iônica aumentada nos brotos. Se esse padrão de regeneração é interrompido por qualquer motivo, forma-se um neuroma.

Os brotamentos dentro de um neuroma são sensíveis a estímulos mecânicos, e a excitação pode ocorrer e ser mantida por estimulação cruzada entre axônios próximos. As células do gânglio da raiz dorsal podem também funcionar de maneira espontaneamente ativa, representando outra fonte potencial de descarga anormal proximal à lesão tecidual.

Embora os neurônios normais exibam pouca sensibilidade aos estímulos químicos, após lesão nervosa experimental em ratos, observou-se que o axônio em regeneração na área de seus brotos tornava-se sensível às catecolaminas exógenas ou endógenas. Esse efeito parece ser mediado por receptores alfa-adrenérgicos existentes na fibra em regeneração.

Dois tipos diferentes de canais de sódio foram encontrados em neurônios sensoriais. O primeiro tipo é sensível à tetrodotoxina (toxina extraída de um peixe) e o segundo tipo é resistente a ela. Os canais de sódio sensíveis à tetrodotoxina são responsáveis pelo início do potencial de ação e existem em todos os neurônios sensoriais. Em contraste, os canais de sódio resistentes à tetrodotoxina são encontrados somente nos neurônios sensoriais nociceptivos. Eles têm cinética de ativação e desativação mais lenta do que os sensíveis e estão envolvidos em estados patológicos. Após lesão de um nervo, ambos os tipos de canal de sódio começam a se acumular no neuroma e ao longo do axônio, resultando em focos de hiperexcitabilidade e potenciais de ação ectópicos. Esse mecanismo fisiopatológico explica o quadro clínico de dor espontânea, independente de estímulo, e é o racional do tratamento com bloqueadores de canal de sódio (por exemplo, anticonvulsivantes e anestésicos locais).

A lesão periférica resulta em alterações não somente no local da lesão, mas também no corno dorsal da medula espinal.

A indução de degeneração transganglionar, no corno dorsal da medula espinal, está associada ao desaparecimento dos neuropeptídeos contidos no aferente primário ou em modificação da sinapse entre o aferente primário e o neurônio do corno dorsal da medula espinal. Com a modificação, ocorre aumento da proteinocinase C no terminal pré-sináptico e consequente diminuição de calcineurina (fosfatase reguladora da proteína cálcio--calmodulina), resultando em aumento do fluxo através dos canais de cálcio tipo N sensíveis à voltagem. Há também aumento de imunofilinas, que diminuem a calcineurina, e aumento da efetividade da sinapsina, fosfoproteína da vesícula sináptica. Todas essas alterações têm como efeito final comum o aumento do influxo de cálcio pelos canais sensíveis à voltagem e consequente aumento da liberação de neurotransmissor excitatório, com diminuição da efetividade dos mecanismos inibitórios opioides endógenos.

Lesões centrais

Lesões entre o gânglio da raiz dorsal e a medula espinal causam modificações significativas no corno dorsal da medula e em vias nociceptivas mais centrais. Após rizotomia, os neurônios do corno dorsal correspondente desenvolvem atividade espontânea, irregular, e os campos sensoriais receptivos se reorganizam de maneira anômala. Após alguns meses, atividade anormal pode ser detectada até no tálamo, evidência de que a atividade anormal é retransmitida para o sistema nervoso central.

Quando a via nociceptiva está funcionando normalmente, os neurônios do corno dorsal da medula espinal recebem impulsos do aferente primário. A despolarização dos neurônios de projeção do corno dorsal da medula espinal é determinada não só pelo impulso excitatório que eles recebem, mas também pelos impulsos inibitórios que podem ser segmentares ou descendentes. Esses neurônios processam e transmitem a informação dos estímulos periféricos para o encéfalo.

Assim, a inibição aumentada vai reduzir a atividade no corno dorsal e funcionar como um portão medular. A lesão do nervo periférico, ao reduzir a aferência, pode diminuir a quantidade de controle inibitório. Quando ocorre o fenômeno de desinibição no corno dorsal da medula espinal, podem-se observar redução dos receptores GABA e opioides, aumento da atividade de colecistocinina, um inibidor endógeno dos receptores opioides,

e aumento da atividade dos canais de cálcio voltagem sensíveis. Observam-se também alterações histológicas como morte neuronal de neurônios inibitórios da lâmina II de Rexed[6].

Os impulsos contínuos para o corno dorsal da medula espinal que resultam da despolarização espontânea das fibras C causam sensibilização dos neurônios do corno dorsal, aumentando sua excitabilidade da mesma maneira que respondem a impulsos nociceptivos intensos e contínuos.

DOR DE MANUTENÇÃO SIMPÁTICA

Em alguns pacientes, a dor espontânea, independente de estímulo, é mantida pelo sistema nervoso simpático.

Após lesão nervosa parcial, axônios lesados e íntegros começam a apresentar aumento de receptores alfa-adrenérgicos, que os tornam sensíveis às catecolaminas circulantes e à norepinefrina liberada dos terminais simpáticos pós-ganglionares. A lesão nervosa também induz brotamento de axônios simpáticos no gânglio da raiz dorsal, onde eles formam "cestas" em torno de corpos celulares de neurônios sensoriais e podem constituir o mecanismo pelo qual atividade simpática estimula fibras sensoriais.

A dor é um fenômeno complexo que sofre influência individual, ambiental e sociocultural. De mecanismo de alerta, em situações normais, pode transformar-se em doença, quando a doença que a gerou já se curou e ela passa a ser sequela, ou quando a doença de origem não é passível de cura.

Sua compreensão, em relação tanto aos mecanismos neurofisiológicos envolvidos, descritos neste capítulo, como aos intrincados mecanismos emocionais que são por ela afetados e que a afetam, constitui um grande e desafiador quebra-cabeça. Se a esse quadro acrescentam-se as reações positivas e negativas dos analgésicos e outros métodos usados para tratá-la, podem-se vislumbrar algumas dificuldades de seu controle, mistura de conhecimento, compreensão e sensibilidade.

REFERÊNCIAS

1. Besson JM. The neurobiology of pain. Lancet. 1999;353:1610-5.
2. Carr DB, Goudas LC. Acute pain. Lancet. 1999;353:2051-8.

3. Carvalho WA, Lemonica L. Mecanismos celulares e moleculares da dor inflamatória. Modulação periférica e avanços terapêuticos. Rev Bras Anestesiol. 1998;48:137-58.

4. Carvalho WA, Lemonica L. Mecanismos centrais de transmissão e modulação da dor. Rev Bras Anestesiol. 1998;48:221-40.

5. Dickenson AH. Spinal cord pharmacology of pain. Br J Anaesth. 1995;75:193-200.

6. Frizelle H. Mechanisms of postoperative pain – nociceptive. In: Shorten G, Carr DB, Harmon D, *et al*. Postoperative pain management: an evidence--based guide to practice. Philadelphia: Saunders--Elsevier; 2006. p. 34-9.

7. Gozzani JL. Fisiopatologia e neurofarmacologia da dor. In: Yamashita A, Takaoka F, Auler Jr. JOC, *et al*. Anestesiologia. 5ª ed. São Paulo: Atheneu; 2000. p. 1151-5.

8. Talbot RM, McCrory CR. Mechanisms of postoperative pain – neurophatic. In: Shorten G, Carr DB, Harmon D, *et al*. Postoperative pain management: an evidence-based guide to practice. Philadelphia: Saunders-Elsevier; 2006. p. 40-62.

9. Woolf CJ, Mannion RJ. Neuropathic pain. Lancet. 1999;353:1959-64.

10. Woolf CJ, Salter MW. Neuronal plasticity: increasing the gain in pain. Science. 2000;288:1765-8.

Capítulo 6

Eletrotermoterapia – Calor Superficial, Ultrassom e Correntes

Eduardo Filoni

INTRODUÇÃO

Neste capítulo serão abordados os agentes físicos mais utilizados no processo de reabilitação da coluna vertebral, seus efeitos fisiológicos, contraindicações, parametrizações e posicionamentos, com base em evidências científicas e com linguagem prática para os leitores.

Os agentes físicos (calor, frio, luz, água, movimento e eletricidade) são utilizados na fisioterapia com frequência no decorrer da história, porém os critérios da prescrição, a determinação dos parâmetros e a exclusão dos recursos deixam dúvidas aos fisioterapeutas, predominando como consequência uma terapia repetitiva e com evolução aquém do ideal.

Este capítulo será dividido em termoterapia (calor superficial e ultrassom) e generalidades das correntes terapêuticas.

As modalidades terapêuticas em forma de recursos terapêuticos físicos são excelentes ferramentas; auxiliam no controle da dor, principalmente quando a causa é determinada pelo fisioterapeuta; auxiliam no controle do edema e a restabelecer as condições funcionais; preparam as condutas cinesioterapêuticas e de terapia manuais.

TERMOTERAPIA[1]

O calor terapêutico promove os efeitos fisiológicos em uma temperatura entre 40-42 °C. Acima de 45 °C, os efeitos podem ser nocivos, promovendo danos teciduais.

A absorção da energia térmica promoverá alterações fisiológicas locais que, como consequência, levarão a efeitos terapêuticos, ou seja, os benefícios clínicos propriamente ditos.

O primeiro efeito do calor que vem à tona pelos fisioterapeutas é a vasodilatação. Nada mais justo, já que o calor tem a capacidade física de expansibilidade dos materiais, além de promover a liberação de histamina, uma proteína de baixo peso molecular vasodilatadora. Clinicamente, o que importa é a consequência da vasodilatação e do aumento do fluxo sanguíneo: o aumento do aporte de oxigênio (O_2) e do aporte de nutrientes.

E terapeuticamente, qual a importância do aumento do aporte de oxigênio? Resposta: no espasmo muscular. O espasmo muscular é um sinal clínico comum nas afecções da coluna vertebral e vem acompanhado de isquemia e dor. Pelo fato de o ventre muscular ser uma estrutura extremamente vascularizada, a tensão exercida por ele caracteriza a isquemia, e esta promove a liberação de radicais livres (toxinas) que sensibilizam os receptores de dor.

É importante que o fisioterapeuta determine os ventres musculares espasmados, sua localização e a relação desses músculos com a afecção em questão. O caráter propedêutico da dor decorrente de um espasmo muscular é a dor em "repuxe".

O diagnóstico diferencial de um sintoma de espasmo, mais a presença de um ponto gatilho, é fundamental para um prognóstico favorável.

O aumento da permeabilidade capilar é mais um efeito fisiológico do calor decorrente da vasodilatação; o capilar é um vaso microscópico, altamente permeável. A permeabilidade seletiva pode favorecer a nutrição ou a drenagem tecidual, dependendo da situação clínica.

No caso de edema residual, conhecido como edema crônico, que é um edema duro à palpação, a reabsorção é difícil, pois se trata de um edema fibrótico, em que ocorreu uma polimerização das proteínas liberadas na fase aguda (fase inflamatória). O calor, aumentando a permeabilidade capilar, favorecerá a reabsorção dos catabólitos, consequentemente favorecendo a reabsorção do edema.

É fundamental que, em uma situação de reabsorção de catabólitos, o fisioterapeuta elabore e prescreva estratégias de drenagem associadas.

O calor terapêutico promove o aumento da extensibilidade tecidual e a diminuição da viscosidade dos fluidos, efeitos fisiológicos que auxiliarão na prevenção de retrações cicatriciais antes das prescrições de mobilizações articulares, terapias miofasciais, técnicas de mobilização neural e alongamentos, ou seja, são efeitos que preparam os tecidos para técnicas manuais ou cinesioterápicas.

Para favorecer o controle da dor, o calor terapêutico normaliza a velocidade de condução nervosa das fibras sensitivas em uma situação de clínica com presença de dor. As fibras sensitivas estão hiperexcitadas, e essa hiperexcitação precisa ser inibida. O calor, fisiologicamente, tem a capacidade de trazer essa hiperexcitabilidade para um padrão próximo da normalidade (Tabela 6.1).

Tabela 6.1. Efeitos fisiológicos e terapêuticos do calor

Efeitos fisiológicos do calor	Efeitos terapêuticos do calor
Vasodilatação + aumento do fluxo sanguíneo + aumento do aporte de O_2 e nutrientes	Relaxamento muscular
Aumento da permeabilidade capilar	Reabsorção dos catabólitos (reabsorção do edema)
Aumento da extensibilidade tecidual Diminuição da viscosidade de fluidos	Prevenir retrações cicatriciais (pré-cinesioterapia)
Normalização da velocidade de condução nervosa das fibras sensitivas	Controle da dor (analgesia)

Contraindicações do calor

Este tópico trata de contraindicações gerais, independente do recurso utilizado. As contraindicações específicas serão abordadas nos tópicos específicos. A exclusão das contraindicações é fundamental para uma terapia segura e sem intercorrências, e cada uma delas será comentada a seguir:

- Fase aguda – É caracterizada por: hemorragia; aumento do metabolismo local; liberação de proteínas de baixo peso molecular, principalmente histamina, que é responsável pela vasodilatação, e prostaglandina, substância responsável por sensibilizar os receptores de dor. As alterações fisiológicas da fase aguda coincidem com os efeitos fisiológicos do calor, portanto qualquer modalidade terapêutica relacionada ao calor irá potencializar as alterações da fase aguda.

- Processos infecciosos – O calor favorecerá a proliferação de microrganismos; o aumento do metabolismo promovido pela temperatura do recurso escolhido favorece a proliferação de bactérias e fungos em qualquer tipo de infecção.

- Febre – É uma contraindicação relativa e é dependente do diagnóstico e da temperatura do recurso prescrito. O sistema termorregulador do corpo humano não é 100% eficaz, tendo a temperatura central média de 36,5 °C, podendo ocorrer uma variação de 0,6 °C acima ou abaixo da temperatura média, sem o corpo perder o equilíbrio térmico. Febre acima de 38 °C é uma contraindicação absoluta.

- Trombose venosa profunda (TVP) – É uma doença potencialmente grave, causada pela formação de coágulos (trombos) no interior das veias profundas. O calor pode promover o desprendimento do trombo e favorecer a formação de um êmbolo. É importante uma anamnese detalhada para excluir a presença ou histórico de trombose.

- Neoplasia – O calor pode favorecer o crescimento das células neoplásicas e, consequentemente, a metástase. Esse crescimento pode ter relação com o aumento da taxa metabólica promovido pelo calor.

- Ausência da sensibilidade – Durante a avaliação, verificar a sensibilidade tátil, térmica e dolorosa é essencial para exclusão da modalidade relacionada ao calor. A investigação ao redor de cicatrizes de pós-operatórios, em pacientes diabéticos e quando houver diagnóstico de síndromes compressivas, deve ser minuciosa, pois se trata de situações comuns de alterações de sensibilidade[2].

ULTRASSOM

O ultrassom terapêutico é um agente físico caracterizado pela energia mecânica, por meio da onda ultrassônica. Trata-se de um aparelho ligado na energia elétrica, com um console contendo componentes elétricos internos que permitem os ajustes dos parâmetros da onda ultrassônica.

Outro componente importantíssimo do aparelho é o transdutor, conhecido como cabeçote. O transdutor é definido como um componente capaz de intercambiar energia; no caso do ultrassom, a energia elétrica é intercambiada em energia mecânica.

O ato de transformar energia elétrica em energia mecânica é definido como efeito piezoelétrico invertido.

Essa troca de energia elétrica em energia mecânica ocorre por meio de um cristal de titanato zirconato de chumbo (PZT). O cristal PZT tem capacidade de deformação constante, e essa deformação é responsável pela produção da onda ultrassônica. A onda ultrassônica é incapaz de propagar pelo vácuo, sendo obrigatoriamente necessário um meio condutor (água, gel, substâncias farmacológicas do tipo emulgel)[3].

As frequências terapêuticas estão entre 0,7 e 3 MHz. Frequência é o número de repetições da onda ultrassônica em um segundo, portanto a onda ultrassônica com finalidade terapêutica pode se repetir 1 milhão de vezes em um segundo, caracterizando o cabeçote de 1 MHz, ou se repetir 3 milhões de vezes em um segundo, caracterizando o cabeçote de 3 MHz. Trata-se do primeiro parâmetro: frequência do transdutor[3].

Existe uma definição da física que afirma o seguinte: "A frequência é inversamente proporcional ao comprimento de onda". Dessa forma, afirma-se que o transdutor de 1 MHz é empregado nas lesões/estruturas profundas, sendo comumente utilizado em afecções musculoesqueléticas, enquanto o de 3 MHz é utilizado em lesões/estruturas superficiais, comumente dermatológicas.

A modalidade de emissão da onda ultrassônica pode ser contínua ou pulsada. Na modalidade contínua, o cristal cerâmico sintético de PZT produz onda mecânica sem interrupções, oferecendo uma demanda de 100% da onda ultrassônica, capaz de gerar calor profundo. Na modalidade pulsada, ocorrem intervalos entre os pulsos de emissão da onda ultrassônica, favorecendo a dissipação do calor e minimizando consideravelmente os efeitos térmicos.

Portanto, a pergunta comum em relação ao modo de parâmetro é: quando utilizar o modo contínuo e quando utilizar o modo pulsado?

Uma sugestão é que no momento da prescrição o fisioterapeuta se autoquestione: A situação clínica a que estou atendendo merece calor? Se a resposta for sim, prescreva o modo contínuo; se a resposta for não, prescreva o pulsado.

As modalidades pulsadas devem ser prescritas em situações em que a sobrecarga térmica não esteja indicada para os tecidos biológicos. Dentre essas situações, podem-se destacar duas:

Primeira situação – O processo de reparação tecidual pode ser dividido em três fases:

1. Fase inflamatória;
2. Fase proliferativa;
3. Fase de remodelagem.

Apesar dessa divisão didática, observa-se na prática uma sobreposição entre os eventos fisiológicos das três fases.

Entre a fase inflamatória e a fase proliferativa, dois eventos fisiológicos importantes acontecem: a angiogênese, caracterizada pela neoformação vascular decorrente do dano vascular da fase inflamatória; e a fibroplasia, caracterizada pela deposição e síntese de colágeno decorrente da fibrina depositada durante a agregação plaquetária da fase inflamatória. Tanto o vaso neoformado quanto o colágeno depositado no início da fase proliferativa são frágeis, imaturos e pouco resistentes. Um excesso de calor poderia trazer danos ao tecido. Esse é um dos motivos para o desenvolvimento das modalidades pulsadas, ou seja, existe a possibilidade de oferecimento de uma porcentagem e/ou frequência de onda mecânica sem produzir sobrecarga térmica e, consequentemente, favorecendo o reparo dos tecidos envolvidos.

Dentre os eventos fisiológicos do ultrassom pulsado, podem-se destacar: estimulação do reparo tecidual por meio da angiogênese e da fibroplasia; síntese de proteína; síntese enzimática; atuação do ciclo de cálcio; estimulação das fibras aferentes.

A modalidade pulsada promove liberação de histamina, que favorece um maior aporte de oxigênio sem uma sobrecarga térmica excessiva. O colágeno, para ser sintetizado, é oxigênio-dependente, dessa forma o ultrassom favorece também a síntese de colágeno.

Segunda situação – Estudos[3,4] demonstraram que o calor excessivo pode favorecer o aumento da produção de colagenase sinovial na cartilagem articular, promovendo sua degradação. Portanto, não se recomenda a utilização de ultrassom contínuo nas doenças crônico-degenerativas cartilaginosas, tendinosas, em discos intervertebrais e meniscos, pois essas estruturas possuem tendência a degenerar por sua característica de hipovascularização.

Os efeitos fisiológicos da modalidade contínua estão relacionados com os efeitos do calor comentado anteriormente.

A temperatura terapêutica útil fica entre 40-42 °C.

Dentre as características físicas do ultrassom, destacam-se a transmissão, a atenuação, a absorção, a reflexão e a refração.

Transmissão: as ondas ultrassônicas propagam-se nos tecidos com resistência característica de cada tecido. Como há heterogeneidade entre os tecidos, existirá uma porcentagem de onda refletida e de onda propagada.

O ultrassom emite três tipos de ondas: as ondas longitudinais, com velocidade e aceleração na direção da onda; as ondas transversais, com movimentação perpendicular à direção de propagação das ondas; e a onda estacionária, caracterizada pela sobreposição entre as ondas incidentes (longitudinais e transversais) e as ondas refletidas e as refratadas.

O fato de o transdutor ser movimentado constantemente tem como objetivo evitar o excesso de onda estacionária.

A onda estacionária é responsável, em conjunto com o microfluxo acústico, por um evento denominado de cavitação.

A cavitação pode ser classificada em cavitação estável e cavitação instável. A cavitação estável é quando a bolha permanece estável, ou seja, não ocorre a ruptura do seu conteúdo. Somente esse tipo de cavitação pode ser considerado a forma terapêutica, favorecendo, assim, os efeitos fisiológicos[5].

A cavitação é considerada instável quando ocorre a implosão (ruptura) da bolha. O excesso de cavitação instável pode romper ligações moleculares, produzindo radicais livres (hidroxila, hidrogênio), com aumento da temperatura local e da pressão, que favorecerá intercorrências como a dor no periósteo.

O periósteo é uma estrutura membranosa, muito vascularizada, resistente, que envolve por completo o osso, exceto a superfície articular, e rica em inervação sensitiva. Com um excesso de reflexão e refração das ondas ultrassônicas devido a uma maior resistência da passagem da onda pelo osso, a probabilidade de se gerarem ondas estacionárias é maior e, como consequência, é maior a possibilidade de se gerar cavitação instável[5].

Contraindicações do ultrassom

O ultrassom é um aparelho seguro. Suas contraindicações são relativas em algumas situações.

O fato de a onda ultrassônica não se propagar pelo vácuo gera maior segurança, diferente da onda eletromagnética de ondas curtas, que se propaga pelo vácuo e tem um comprimento de 11,06m, dessa forma oferecendo mais riscos.

As contraindicações relacionadas ao calor permanecem: infecções, trombose venosa profunda, febre, neoplasias e ausência de sensibilidade. As justificativas foram abordadas, anteriormente, no assunto sobre generalidades sobre o calor.

É necessário incluir, além dessas, algumas contraindicações específicas: epífise de crescimento, útero gravídico e implantes não metálicos.

Procedimentos terapêuticos

Para prescrição do ultrassom, é necessário: excluir todas as contraindicações; informar o paciente sobre os objetivos; localizar com maior exatidão possível o local da lesão; testar a sensibilidade térmica; optar pela melhor técnica; posicionar o paciente com o menor estresse possível; limpar a área em questão com sabonete ou álcool a 70% e, se houver grande incidência de pelos, realizar tricotomia.

Durante a aplicação, será necessário: prescrever os parâmetros (frequência do transdutor, modo, tempo de aplicação e intensidade); aplicar o meio de contato; ajustar a duração do tratamento; manter um movimento contínuo e lento para o cabeçote. No final da aplicação, o fisioterapeuta deve desligar o aparelho, limpar a pele do paciente, comprovar os efeitos e pedir ao paciente que relate caso haja qualquer sensação estranha.

Técnicas de aplicação:

- Técnica direta – É a técnica de aplicação mais comum. É necessária a utilização de um meio condutor à base de gel, pois a onda mecânica ultrassônica não propaga no vácuo.
- Técnica subaquática (submersão) – A técnica de submersão é recomendada em superfícies irregulares, quando não é possível o acoplamento do transdutor no local da aplicação. O local de aplicação deve ser submergido em um recipiente de plástico ou de borracha. O transdutor deve ficar a uma distância de 2,5 cm do local de aplicação e ser movimentado no sentido circular ou longitudinal.
- Ultrassonoforese – É uma técnica que associa a onda mecânica produzida pelo ultrassom a um medicamento de uso tópico.

CORRENTES TERAPÊUTICAS[6]

A corrente elétrica pode ser definida como um fluxo de elétrons que passa ao longo de um circuito elétrico. Considerando o corpo humano como circuito elétrico, definem-se como condutores os tecidos que favorecem a passagem da corrente elétrica. São exemplos de tecidos considerados condutores: nervo, músculo, tecidos ricos em água e extremamente vascularizados. Quando um tecido dificulta a passagem da corrente elétrica, trata-se de tecidos resistores. Pelos, tecido adiposo e pele são exemplos de tecidos resistores.

Uma corrente elétrica terapêutica aplicada com intensidade e duração suficientes para alcançar o limiar de excitabilidade favorece a despolarização da membrana e atinge o limiar sensitivo, o limiar motor e o limiar de dor. Atualmente, existem várias opções de eletroestimuladores no mercado nacional, possibilitando a indicação de várias opções de correntes terapêuticas.

Em relação ao fluxo das correntes terapêuticas, estas podem ser classificadas como monofásicas (unidirecionais) ou bifásicas (bidirecionais).

A eletroterapia pode ser classificada quanto aos valores de frequência em: baixa frequência, média frequência e alta frequência.

Recursos terapêuticos que utilizam frequência até 200 Hz são classificados como recursos da eletroterapia de baixa frequência. Podem-se citar como exemplos: TENS, corrente galvânica, corrente farádica e correntes diadinâmicas de Bernard. Já os recursos classificados como eletroterapia de média frequência possuem um espectro de frequência de 1.000 Hz (1 kHz) até 5.000 Hz (5 kHz), e as correntes que exemplificam são a interferencial e a russa.

Os recursos da eletroterapia de baixa e média frequência são capazes de gerar despolarização das fibras nervosas sensitivas e motoras, diferentemente dos recursos da eletroterapia de alta frequência (ultrassom, ondas curtas e micro-ondas), que geram efeitos térmicos na modalidade contínua e atérmicos na modalidade pulsada.

Correntes monofásicas: as correntes monofásicas ou unidirecionais promovem um fluxo de corrente terapêutica em apenas uma direção. Para o fluxo da corrente ocorrer em apenas uma direção, a polaridade dos eletrodos obrigatoriamente precisa ser fixa, ou seja, possuir um polo negativo (de cor preta) e um polo positivo (de cor vermelha). É comum a denominação corrente polarizada como sinônimo de corrente monofásica ou unidirecional.

São exemplos de correntes monofásicas: corrente galvânica, corrente farádica e correntes diadinâmicas de Bernard.

Correntes bifásicas: as correntes bifásicas ou bidirecionais promovem um fluxo de corrente terapêutica em duas direções. Para o fluxo da corrente ocorrer nas duas direções, a polaridade dos eletrodos precisa alternar constantemente, portanto nas correntes bifásicas não existe um polo positivo e um polo negativo. Por conta dessas características de alternância entre os polos, as correntes bifásicas podem ser denominadas de correntes despolarizadas.

Neste capítulo, serão abordadas apenas as correntes bifásicas relacionadas à eletroanalgesia.

TENS

Na fisioterapia, o principal objetivo do TENS é o controle da dor, porém a utilização para favorecer o processo de reparo tecidual está bem consolidada atualmente. O TENS é classificado como uma corrente bifásica assimétrica, balanceada nos principais aparelhos nacionais. O termo "TENS" é a sigla de estimulação elétrica nervosa transcutânea, e é importante ficar claro que no Brasil o TENS virou sinônimo de eletroanalgesia, porém, se o termo "transcutâneo" for levado ao pé da letra, qualquer tipo de estimulação poderia ser classificada ou denominada de TENS.

Corrente interferencial

A corrente interferencial é uma corrente de média frequência desenvolvida por Nemec, que utiliza dois geradores com valores de frequência com diferença mínima que cria uma interferência no ponto central da estimulação. Trata-se de uma corrente que possui basicamente dois objetivos: controle da dor e promoção da contração muscular.

A corrente interferencial terapêutica pode ser definida como a aplicação de duas frequências alternadas de média frequência com amplitude modulada para criar uma baixa frequência para fins terapêuticos.

TERAPIA COMBINADA

O termo "terapia combinada" denota a possibilidade de empregar o transdutor do ultrassom como meio de propagação conjunta ou em separado da onda ultrassônica e de algum tipo de corrente elétrica. Esse processo é particular de alguns equipamentos cujos objetivos são basicamente promover efeito analgésico e localizar e tratar pontos dolorosos como *trigger points*, inclusive fibromialgia[7].

É importante diferenciar a terapia combinada (ultrassom e corrente elétrica dissipadas ao mesmo tempo no transdutor) da estimulação exclusiva do ultrassom ou de um tipo de corrente elétrica por meio do transdutor, sendo nesse caso considerado como um eletrodo ativo, móvel. Sempre,

numa terapia combinada, a sensação do estímulo elétrico será o percebido pelo paciente, por isso a dosagem do ultrassom deverá seguir os parâmetros normais, da mesma forma que estivesse sendo empregado isoladamente.

A combinação entre ultrassom e corrente elétrica favorece a desativação dos pontos gatilhos por meio do calor (modalidades contínuas) e da corrente elétrica terapêutica[7].

Os efeitos fisiológicos que favorecem essa desativação são, respectivamente, para o ultrassom e a corrente terapêutica utilizada, a normalização da velocidade do impulso nervoso e os mecanismos de inibição de dor ascendente e descendente por meio da teoria das comportas e liberação de opiáceos endógenos.

Gam *et al.*[4], em 1998, realizaram um estudo com 67 pacientes em três grupos. No grupo A, foi realizado tratamento com ultrassom e massagem; no grupo B, foi usado ultrassom placebo; e no grupo C, usou-se somente massagem. Os parâmetros utilizados para esse estudo foram: aplicações nos pontos gatilhos do músculo trapézio com intensidade de 3 w/cm², durante 3 minutos, modalidade pulsada a 2:8 (20%). Os resultados apresentados para o grupo que recebeu o tratamento com ultrassom e massagem e para o grupo que recebeu somente massagem foram similares.

Majlesi e Unalan, em 2004,[7] realizaram um estudo com 72 pacientes em dois grupos. O grupo A foi tratado com ultrassom convencional, e os parâmetros utilizados foram: modalidade contínua, intensidade de 1,5 w/cm² com técnica de aplicação em movimento em uma área de 100 cm² de superfície máxima, durante 5 minutos. O grupo B foi tratado com uma técnica estacionária (aplicação estática sobre o ponto gatilho), e a parametrização utilizada foi a modalidade contínua. O executor da técnica, após ajustar a intensidade, mantinha o cabeçote estacionário durante 5 segundos e, na sequência, diminuía a intensidade em 50%, permanecendo com o cabeçote estacionário por mais 15 segundos. O grupo tratado com a técnica estacionária teve melhora mais rápida.

As aplicações estacionárias são perigosas, pois o ato de permanecer com o cabeçote parado no mesmo local de aplicação durante determinado período de tempo pode favorecer o aparecimento de cavitações instáveis em excesso. As cavitações estáveis são lesivas, podendo-se destacar dentre as principais intercorrências: lesão tissular por excesso de temperatura, dor no periósteo e hipersensibilização no trajeto do nervo periférico.

Outro estudo utilizando a corrente interferencial e o ultrassom foi elaborado por Ricci *et al.*[8]. Os parâmetros utilizados nesse estudo foram: para o ultrassom, modalidade pulsada, com frequência de 1 MHZ e intensidade de 2,5 w/cm²; e para a corrente interferencial vetorial, frequência portadora de 4.000 HZ e a AMF de 100 HZ. Segundo os autores, os efeitos fisiológicos incluem, para o ultrassom, aumento da permeabilidade celular, diminuição da resposta inflamatória, redução da dor por meio da diminuição da condutibilidade nas fibras nervosas e facilitação do processo de cicatrização de tecidos moles. A CIV é uma corrente elétrica que apresenta ondas sinoidais alternadas de média frequência, com amplitude modulada em baixa frequência para finalidades terapêuticas.

Em 1998, Léon *et al.*[6] realizaram um relato de caso como indicação para o tratamento das dores na musculatura mastigatória e na articulação temporomandibular (ATM), ou ambas simultaneamente.

Os efeitos fisiológicos que favorecem esse tratamento são: a combinação do ultrassom e das correntes diadinâmicas. Ambas produzem uma ação estimulante sobre os nervos sensitivos, levando a uma vasodilatação e aumento do fluxo sanguíneo em tecidos adjacentes, causando analgesia central nessas regiões. Os parâmetros utilizados para esse estudo foram: corrente diadinâmica-difásica (1 minuto), dupla frequência a 100 Hz (curtos períodos de 2 minutos). Obteve-se uma substituição periódica da frequência de 50 Hz monofásica a 100 Hz difásica, cada frequência atuando durante médio período (1 segundo); e longos períodos (3 minutos), a frequência passa periodicamente de 100 Hz a 50 Hz. A duração dos períodos é longa,

de 12 a 16 segundos. No caso do ultrassom, o tempo de exposição foi de 5 minutos, com intensidade de 0,5 w/cm² na articulação e de 1 w/cm² nos músculos em todos os casos.

As correntes monofásicas são correntes primitivas, ou seja, estão entre as correntes terapêuticas que foram desenvolvidas primeiro. As correntes monofásicas são conhecidas como correntes polarizadas ou correntes unidirecionais. As correntes polarizadas possuem polaridade fixa e precisam de cuidados importantes para evitar queimadura eletrolítica.

REFERÊNCIAS

1. Agnes JE. Eu sei eletroterapia. Santa Maria: Pallotti; 2009.
2. Delitto A, Strube MJ, Shulman AD, *et al.* A study of discomfort with electrical stimulation. Phys Ther. 1992;72(6):410-21.
3. Enwemeka CS. Intricacies of dose in laser phototherapy for tissue repair and pain relief [review paper]. Photomed Laser Surg. 2009;27(3):387-93.
4. Gam A, Warming S, Larsen LH, *et al.* Treatment myofascial trigger-points with ultrasound combined with massage and exercise – a randomized controlled trial. Pain. 1998;77(1):73-9.
5. Hogan RD. The effects of ultrasound on microvascular hemodynamics in skeletal muscle: effects on arterioles. Ultrasound Medicine Biology. 1982;8:45-55.
6. Léon IG, Solana LS, García J. Corrientes diadinámicas y ultrasonido en el tratamiento de las disfunciones temporomandibulares. Rev Cubana Estomatol. 1998;35(3):80-5.
7. Majlesi J, Unalan H. High-power pain threshold ultrasound technique in the treatment factive myofascial trigger points: a randomized, double-blind, case-control study. Arch Phys Med Rehabil. 2004;85(5):833-6.
8. Ricci NA, Dias CNK, Driusso P. A utilização dos recursos eletrotermofototerapêuticos no tratamento da síndrome da fibromialgia: uma revisão sistemática. Rev Bras Fisioter. 2010;14(1):1-9.

Capítulo 7

Exames de Imagem

Claudia Kazue Yamaguchi
Mariana Kei Toma
Guinel Hernandez Filho

INTRODUÇÃO

O estudo da coluna vertebral pode ser realizado por meio de radiografia simples (RX), tomografia computadorizada (TC), ressonância magnética (RM) e mielotomografia, e cada modalidade apresenta suas indicações, vantagens e limitações[1]. É importante que o profissional solicitante conheça as características de cada exame para a indicação correta e a otimização desses recursos.

Deve-se ressaltar que a história clínica é essencial para o raciocínio diagnóstico[2]. Informações como idade, tempo e duração dos sinais e sintomas, intensidade e período de ocorrência de dor, associação com sintomas infecciosos (febre, sudorese noturna, calafrios) e perda de peso são muito importantes para a propedêutica de imagem.

Um bom exemplo para isso é o paciente que apresenta lombalgia que piora à noite e melhora com salicilatos, quadro que remete à suspeita de osteoma osteoide, cuja investigação inicial pode ser realizada com o RX, porém é determinada pela TC. Em casos de múltiplas lesões detectadas pela RM, quando associadas à história pregressa de neoplasia primária, a possibilidade de lesões secundárias ou mieloma múltiplo é a primeira que deve ser considerada. Outra situação é a do paciente com dor após queda. O primeiro exame a ser realizado é a radiografia simples. Porém, quando não há alterações que justifiquem o quadro álgico, outros exames podem ser realizados, como TC ou até mesmo RM, que tem a característica de detectar precocemente alterações/lesões da medula óssea.

Este capítulo tem como objetivo explicar de forma sucinta e prática o processo de investigação diagnóstica das patologias da coluna vertebral, descrevendo cada modalidade de imagem e a técnica radiológica mais adequada, para nortear os profissionais solicitantes na escolha dos procedimentos que levarão ao diagnóstico e à conduta correta.

RADIOGRAFIA SIMPLES

É um método baseado na diferença de densidade entre as estruturas, necessitando de uma diferença significativa para um adequado contraste entre elas e, então, a individualização de cada uma delas. A redução de intensidade de um feixe de raios X ao atravessar determinado material é denominada atenuação[3]. Dessa forma, um material radiotransparente não resiste à passagem dos raios X, e no filme aparece transparente, como ar, água, isopor, madeira e alguns plásticos. Um material hiperatenuante ou radiopaco oferece resistência aos raios X, pois tem alta densidade, como os metais de grande número atômico como ferro e os ossos, por causa da presença de cálcio.

Assim, estruturas ósseas como corpo vertebral, pedículos e facetas articulares são radiopacas ou radiodensas, enquanto os discos intervertebrais, ligamentos e grupos musculares são radiotransparentes.

A radiografia simples permite o estudo adequado de estruturas ósseas, articulações e alinhamento dos corpos vertebrais, assim como dos espaços intervertebrais, e a avaliação das partes moles, no sentido de investigar a presença de calcificações e ossificações. É o método de escolha para o estudo das escolioses[4] e cifoses e para a investigação inicial de fraturas, podendo ser também empregado para pesquisas de espondiloses e listeses, espondilopatia degenerativa, infecciosa e até de tumores ósseos.

No exame de rotina, devem existir no mínimo duas incidências e frequentemente se incluem anteroposterior (AP) e perfil, no entanto incidências oblíquas são complementares e também importantes para a avaliação dos forames de conjugação e apófises articulares.

Na coluna cervical (Fig. 7.1), existe uma particularidade anatômica, as articulações uncovertebrais, que podem ser estudadas pelas incidências AP e oblíquas. E o processo odontoide é mais bem avaliado na incidência transoral.

Na coluna torácica, as incidências habituais são AP e perfil (Fig. 7.2).

Na coluna lombar, as incidências radiográficas básicas são AP, perfil e oblíquas (Fig. 7.3).

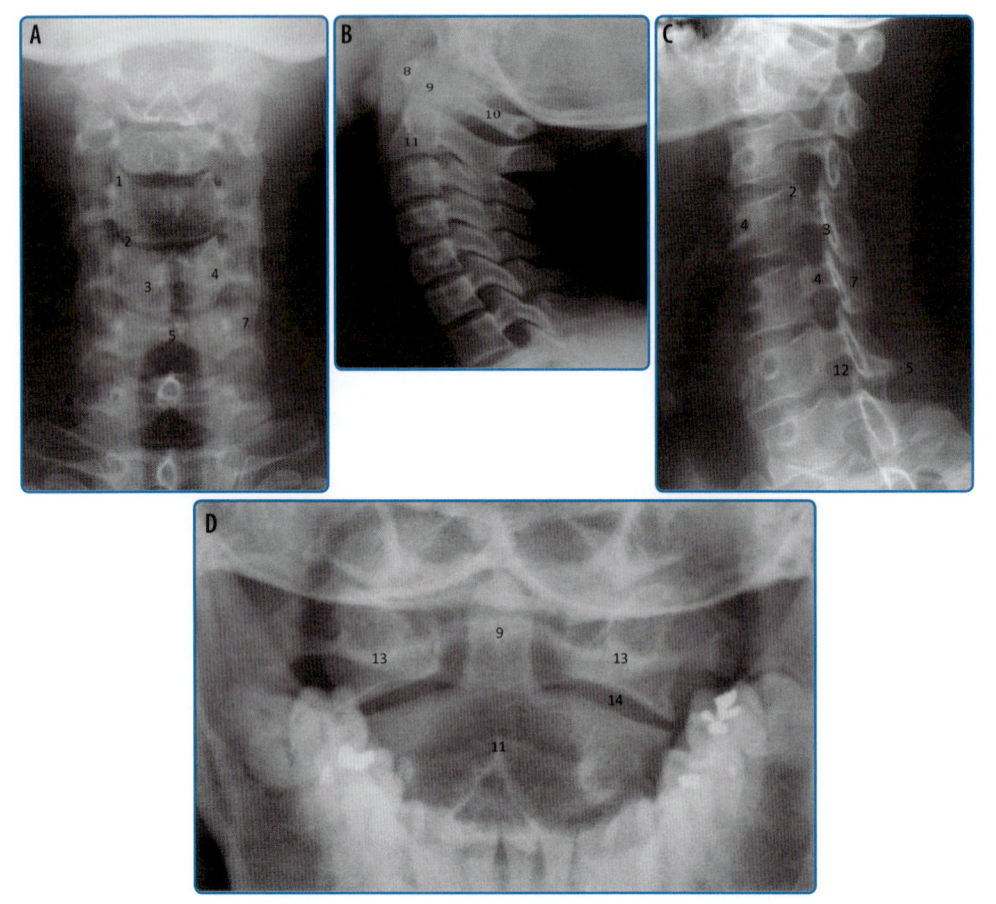

1: processo uncinado; 2: articulação uncovertebral; 3: lâmina; 4: pedículo; 5: processo espinhoso; 6: processo transverso; 7: pilar articular e faceta; 8: arco anterior do atlas; 9: processo odontoide; 10: arco posterior do atlas; 11: corpo do áxis; 12: forame intervertebral; 13: massa lateral do áxis; 14: articulação atlanto-axial.

Fig. 7.1. Radiografias da coluna cervical nas incidências anteroposterior (**A**), perfil (**B**), oblíqua (**C**) e transoral (**D**).

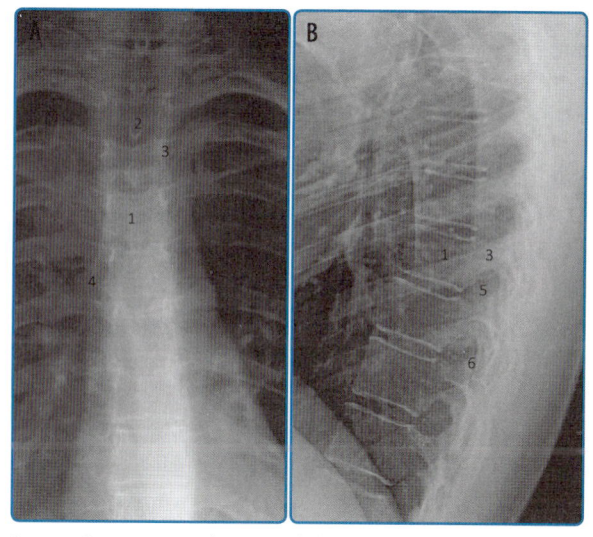

1: corpo; 2: processo espinhoso; 3: pedículo; 4: processo transverso; 5: forame intervertebral; 6: articulação interapofisária.

Fig. 7.2. Radiografias da coluna torácica nas incidências anteroposterior (**A**) e perfil (**B**).

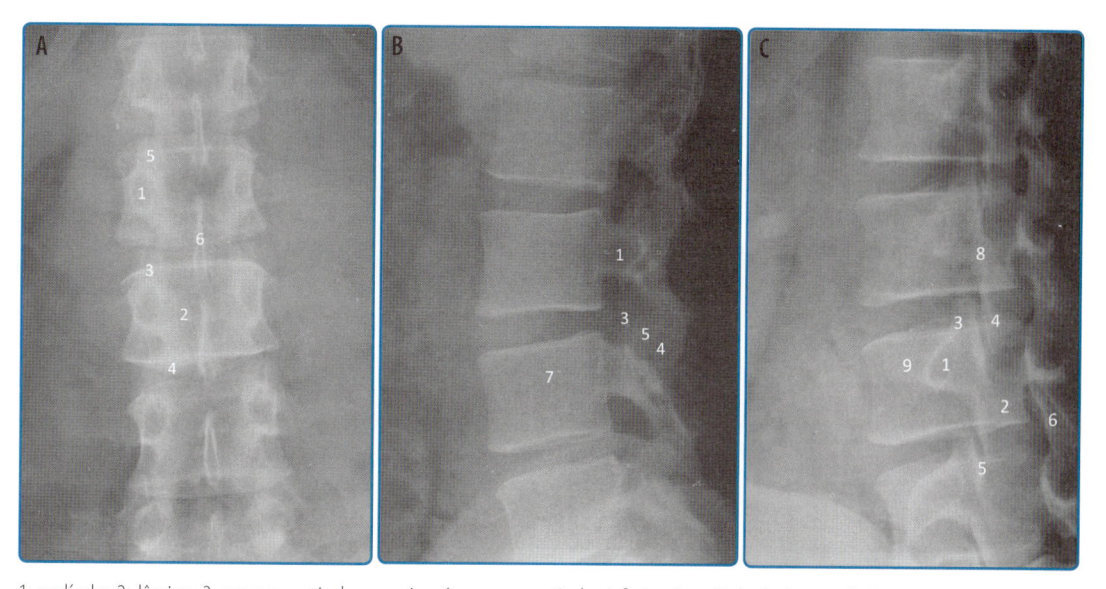

1: pedículo; 2: lâmina; 3: processo articular superior; 4: processo articular inferior; 5: articulação interapofisária; 6: processo espinhoso; 7: corpo vertebral; 8: *pars interarticularis*/istmo; 9: processo transverso.

Fig.7.3. Radiografias localizadas da coluna lombar nas incidências anteroposterior (**A**), perfil (**B**), oblíqua (**C**).

Nas incidências oblíquas, os istmos interapofisários são bem caracterizados, o que permite a avaliação da existência de lises/fraturas (Fig. 7.4).

As articulações interapofisárias também são bem caracterizadas nessa incidência e alterações degenerativas podem ser demonstradas (Fig. 7.6).

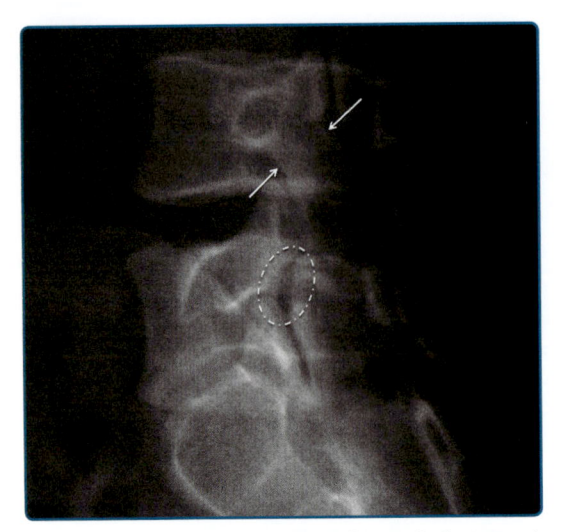

Fig. 7.4. A incidência oblíqua permite melhor estudo dos istmos. A espondilólise está destacada na imagem circular. Compare com o istmo da vértebra superior (setas). (Imagem cedida pelo Dr. Artur Fernandes).

Como os pedículos do segmento lombar estão dispostos de forma perpendicular ao corpo vertebral, nas incidências frontais (anteroposterior), são visibilizados como estruturas arredondadas em cada lado do corpo, semelhantes a "olhos". Quando essa imagem não é caracterizada ou é pouco definida, a suspeita é de lesão neoplásica (primária ou secundária) (Fig. 7.5).

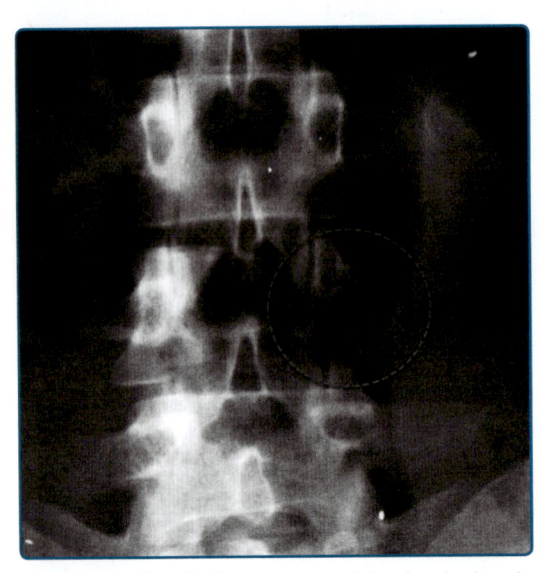

Fig. 7.5. Na radiografia AP (anteroposterior) da coluna lombar, observe o aspecto expansivo e a má definição do contorno do pedículo esquerdo.

Com o conhecimento anatômico nas imagens radiográficas, o reconhecimento das doenças se torna mais fácil.

As alterações degenerativas da coluna vertebral podem ser estudadas pelo RX. Nos corpos vertebrais, a presença de osteofitose marginal e esclerose subcondral está muito relacionada às espondilopatias degenerativas. A artrose das interapofisárias é caracterizada pela redução dos espaços articulares, osteofitose marginal, esclerose subcondral e hipertrofia das facetas articulares. Tais alterações podem determinar redução do calibre dos forames intervertebrais (Fig. 7.6).

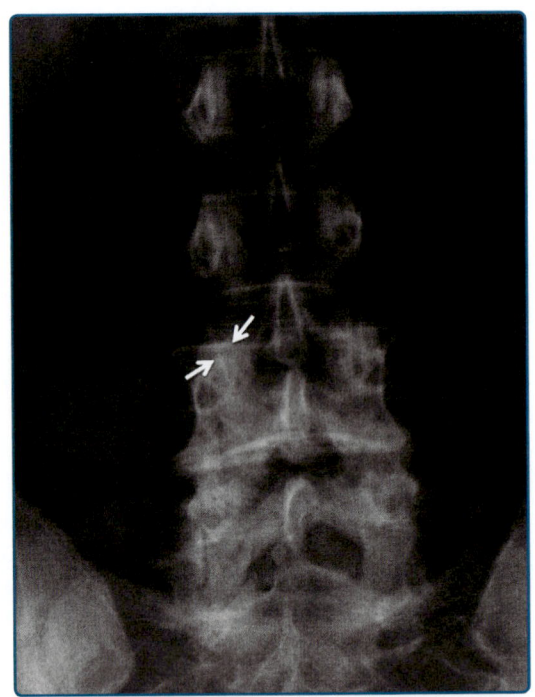

Fig. 7.6. Radiografia nas incidências AP (**A**) e oblíqua (**B**) da coluna lombar demonstrando redução do espaço articular da interapofisária direita de L3-L4, com esclerose subcondral e hipertrofia das facetas articulares.

Da mesma forma, as alterações degenerativas podem envolver as articulações uncovertebrais da coluna cervical (uncoartrose), determinando redução dos forames intervertebrais, o que pode se revelar nas incidências oblíquas do RX (Fig. 7.7). Porém, as repercussões sobre as raízes nervosas e a medula espinhal são caracterizadas apenas em exames com reconstruções multiplanares, principalmente na RM.

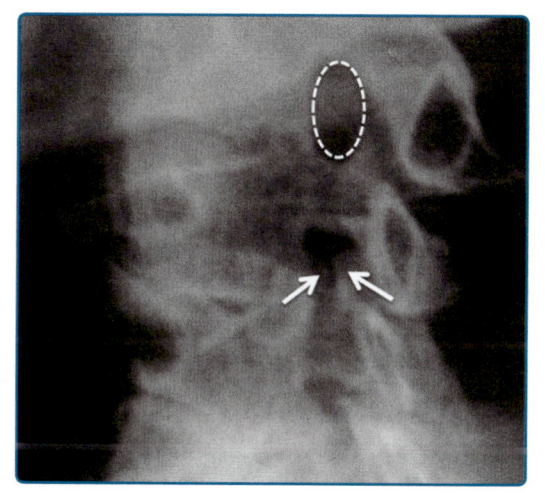

Fig. 7.7. Radiografia da coluna cervical na incidência oblíqua. A presença da hipertrofia dos processos uncinados relacionada à unco-artrose e à artrose das interapofisárias determina acentuada redução do forame intervertebral (entre setas).

Já as fraturas podem inicialmente ser estudadas pela radiografia simples (Fig. 7.8), porém muitas vezes é necessário o estudo complementar com a TC, que atualmente apresenta alta resolução, com capacidade de reconstruções multiplanares, para fraturas ocultas e pouco definidas no RX[5,6] e que requerem maior detalhamento (Fig. 7.9).

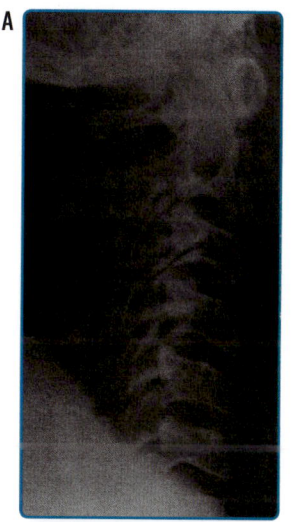

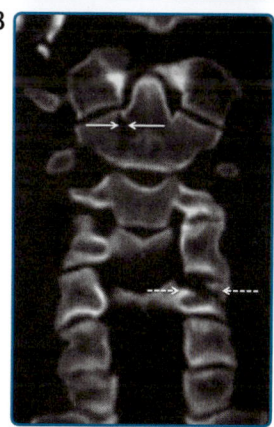

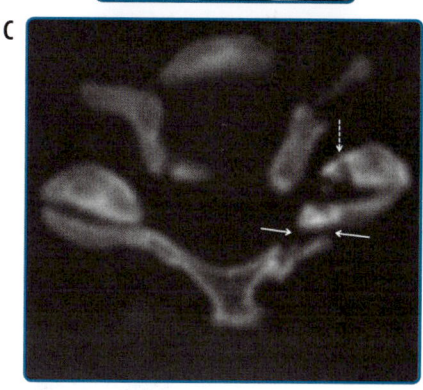

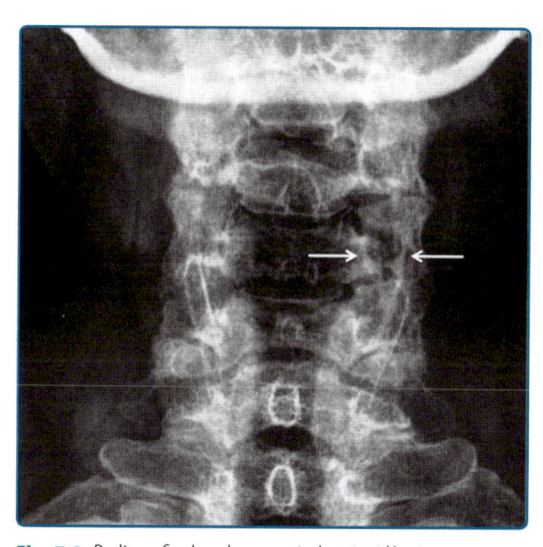

Fig. 7.8. Radiografia da coluna cervical na incidência anteroposte-rior, demonstrando fratura do pedículo lateral esquerdo de C5.

Fig. 7.9. Fraturas na coluna cervical. Radiografia na incidência perfil (**A**), sem traços definidos de fratura. Corte tomográfico no plano co-ronal do mesmo paciente (**B**): observe o traço de fratura acometendo o corpo vertebral de C2 (setas) e o processo transverso esquerdo de C5 (setas pontilhadas), não identificado no raio X. Corte tomográfico no plano transversal (**C**): fratura cominutiva da lâmina esquerda de C4 (setas), bem como traço de fratura da faceta articular superior de C5 (setas pontilhadas).

Há outras várias situações que podem ser claramente estudadas com o RX, como a abordagem de espondilopatias inflamatórias (Fig. 7.10), espondilodiscites (Fig. 7.11), metástases, mieloma múltiplo e neoplasias primárias (Fig. 7.12).

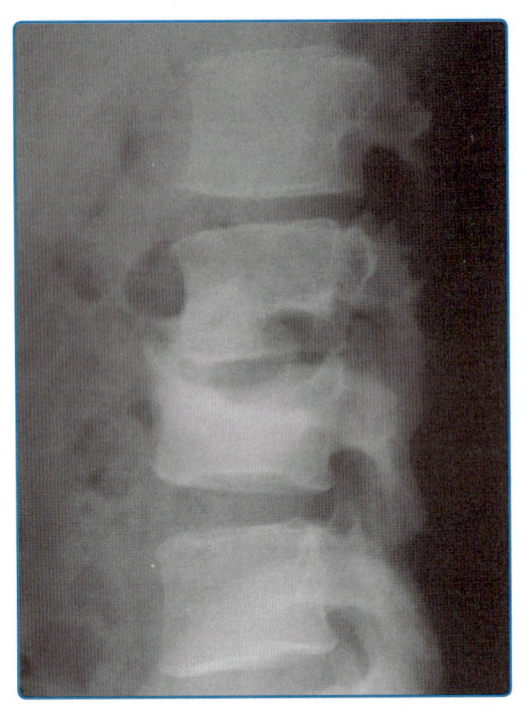

Fig. 7.11. Espondilodiscite piogênica. Radiografia em perfil da coluna lombar demonstrando redução do espaço intervertebral de L3-L4, acompanhada de erosões dos planaltos vertebrais apostos, decorrente do processo infeccioso envolvendo disco intervertebral e osso. Cabe ressaltar que na fase inicial o RX pode ser normal.

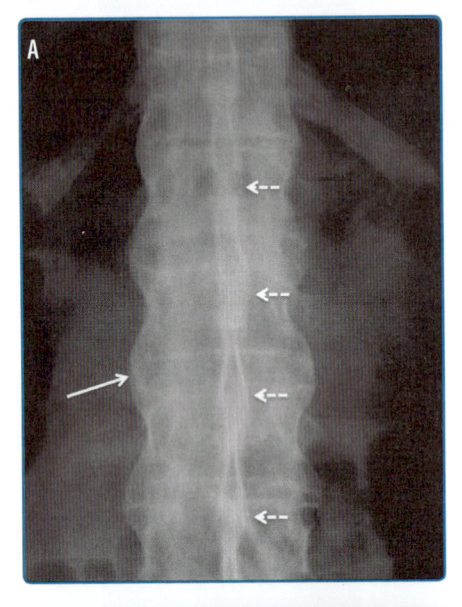

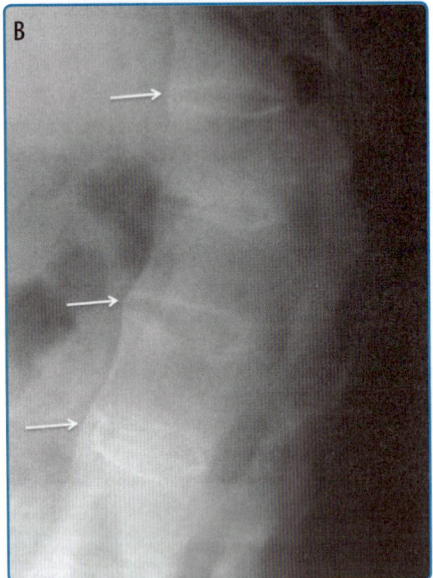

Fig. 7.10. Radiografias nas incidências AP (**A**) e perfil (**B**) demonstrando achados tardios da espondilite anquilosante. A presença de sindesmófitos (ossificações das fibras externas do ânulo fibroso do disco intervertebral) em diversos níveis pode ser observada nas duas incidências (setas), levando a um aspecto de "coluna em bambu". A ossificação dos ligamentos interespinhosos leva à formação de uma imagem linear "branca" no plano frontal (setas tracejadas).

Todas essas doenças, muitas vezes, pedem o estudo complementar com outros métodos de diagnóstico por imagem, porém a radiografia simples continua sendo o método inicial de escolha para o estudo da coluna, e o profissional solicitante não deve recorrer às modalidades mais complexas precocemente. É um exame de baixo custo e de acesso universal e continua sendo uma forma com boa relação custo-benefício para avaliação de anormalidades ósseas e articulares.

O uso de radiação ionizante é uma das desvantagens do RX. Além disso, por causa da tênue diferença de densidade entre as diferentes estruturas das partes moles, o RX constitui um método limitado para o estudo dos discos intervertebrais, ligamentos e músculos e, por conseguinte, para a avaliação de herniações discais e processos inflamatórios musculares e discais, e para a detecção de coleções (hematoma, abscesso), tumores de partes moles, estruturas nervosas e vasculares.

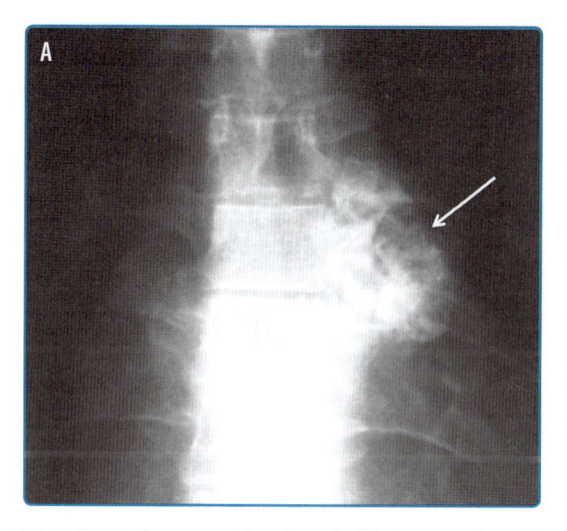 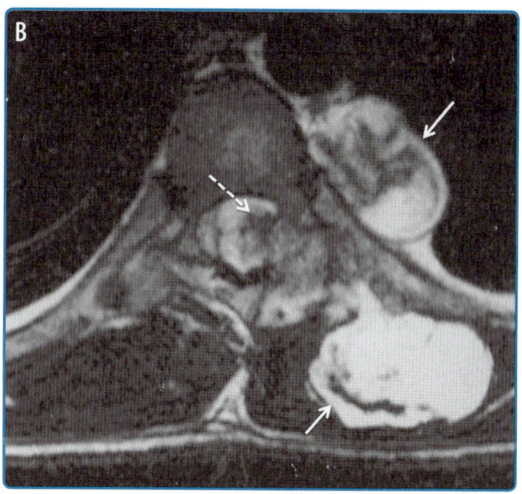

Fig. 7.12. Condrossarcoma. Na radiografia (**A**) observa-se formação expansiva e calcificada junto à parede lateral esquerda do corpo verte-bral. Na sequência T2 da RM, plano axial (**B**), observa-se extensão do tumor para as partes moles paravertebrais (setas) e para o interior do canal raquiano (seta tracejada), representados por formações expansivas que apresentam hipersinal.

TOMOGRAFIA COMPUTADORIZADA

Consiste em um método que contém uma fonte emissora de raios X, com múltiplos detectores e um sistema computadorizado para o processamento dos dados, com formação de imagens axiais. Com a evolução dos tomógrafos, cada vez mais são adquiridas imagens com alta resolução, sendo possível a reformatação em qualquer plano, inclusive com imagens tridimensionais (Fig. 7.13), permitindo boa definição anatômica e do alinhamento das estruturas ósseas.

Em comparação com o RX, a TC diferencia com maior precisão o tecido ósseo cortical do tecido ósseo esponjoso, assim como as alterações de densidade e integridade (Fig. 7.14).

Antes do advento da RM, a TC era o exame de escolha para o estudo de hérnias discais, pelo bom detalhamento anatômico ósseo e por existir uma densidade tomográfica distinta entre o disco intervertebral herniado, a gordura epidural e o liquor (Figs. 7.15 e 7.16).

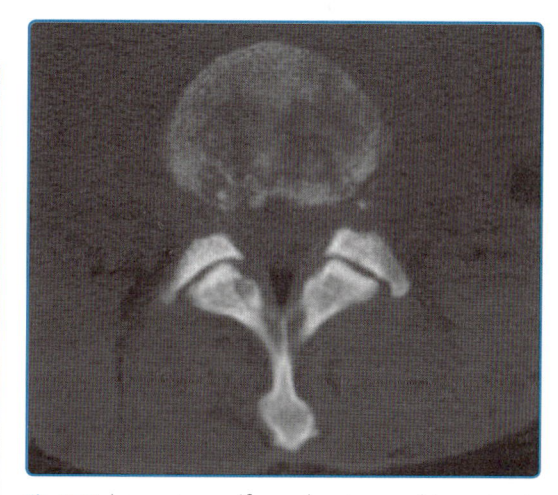

Fig. 7.14. Imagem tomográfica no plano transversal demonstrando erosões que envolvem esponjosa e cortical óssea do corpo vertebral. Compare com a densidade normal dos elementos posteriores dessa vértebra.

Fig. 7.13. Imagens tomográficas reformadas em 3D nos planos frontal (**A**) e lateral (**B**).

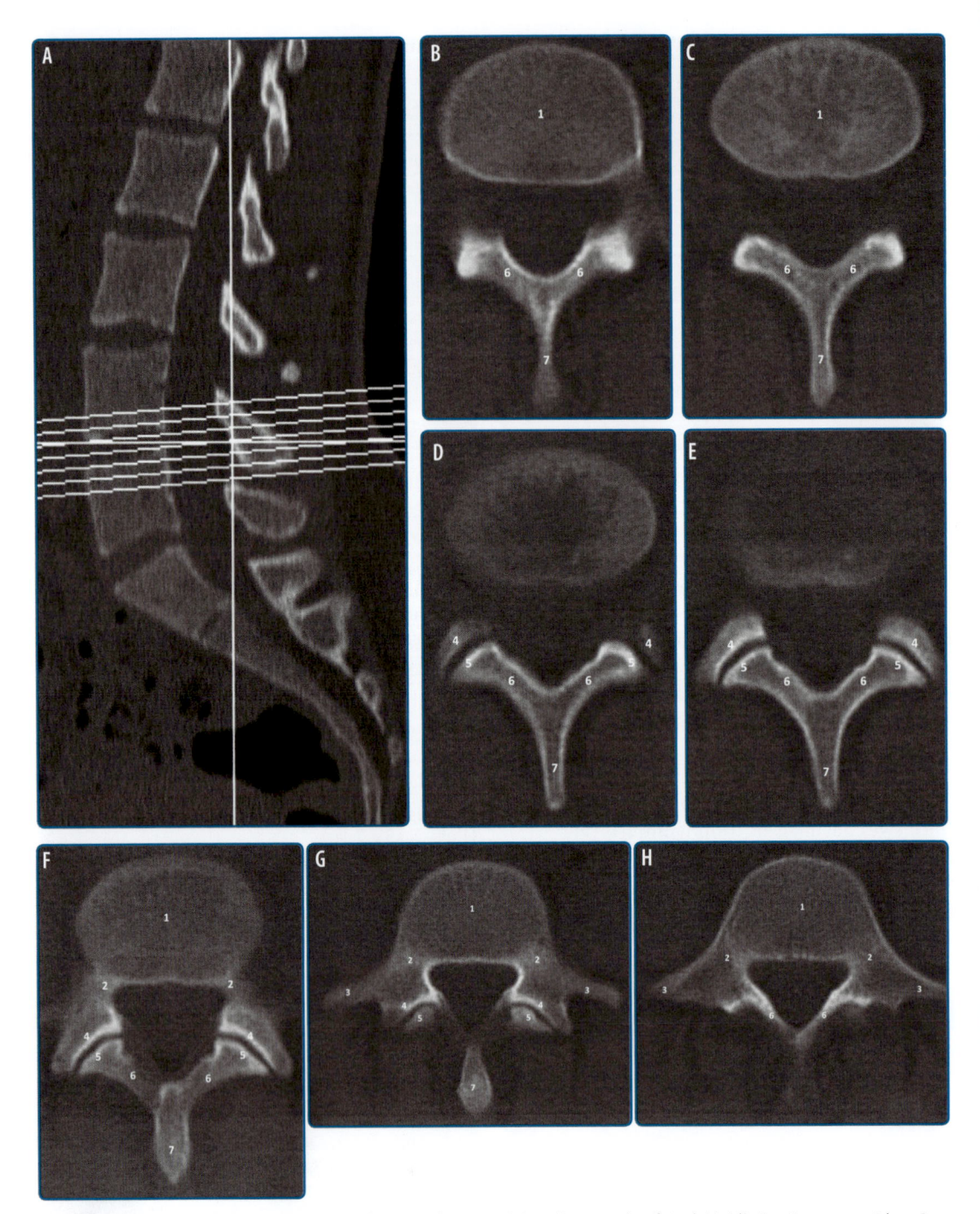

1: corpo vertebral; 2: pedículo; 3: processos transversos; 4: faceta articular superior de L5; 5: faceta articular inferior de L4; 6: lâminas; 7: processo espinhoso; 8: disco intervertebral.

Fig. 7.15. Imagem tomográfica no plano sagital (**A**) que direciona a aquisição dos cortes transversais contínuos e paralelos ao disco L4-L5, da coluna lombar (**B-H**), demonstrando as estruturas vertebrais.

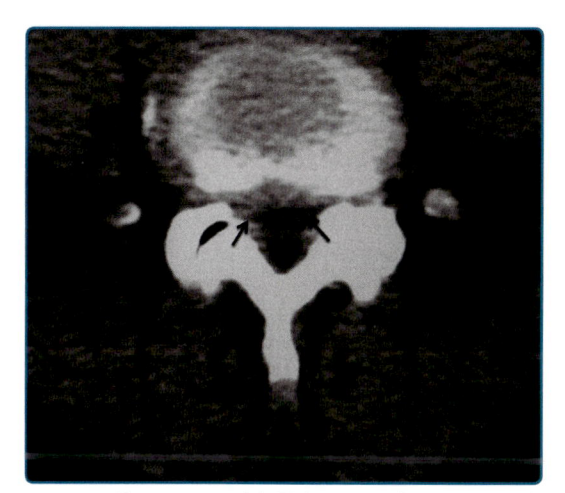

Fig. 7.16. Plano transversal da TC demonstrando a insinuação do disco intervertebral, além da cortical óssea posterior do corpo vertebral, caracterizando herniação discal.

Atualmente, a indicação da TC para o estudo das discopatias degenerativas vem sendo reduzida, já que a RM apresenta maior resolução espacial e de contraste entre as estruturas ósseas e de partes moles que compõem a coluna vertebral.

Uma das grandes indicações da TC é o estudo de fraturas. Os diferentes planos tomográficos podem denunciar fraturas de difícil caracterização no RX, principalmente onde há maior complexidade anatômica, como na transição atlantoaxial. Eles fornecem informações importantes como extensão da fratura, alinhamento e presença de fragmentos ósseos dentro do canal vertebral (Fig. 7.17).

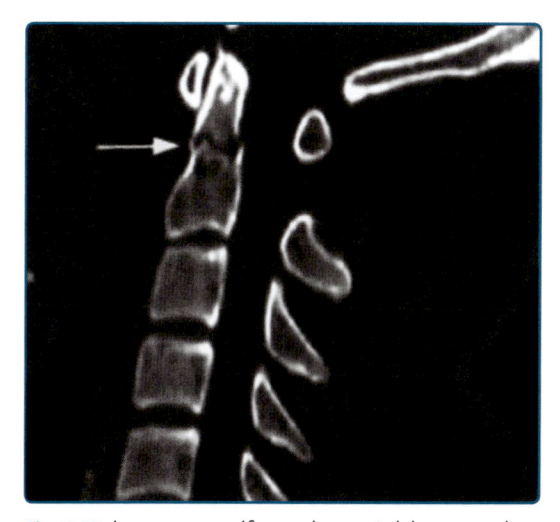

Fig. 7.17. Imagem tomográfica no plano sagital demonstrando fratura completa da base do odontoide.

Também pode dar dicas quanto à diferenciação entre fratura por insuficiência (osteoporose) e fratura patológica[7] (Fig. 7.18).

Os tumores ósseos também podem ser avaliados por esse método (Fig. 7.19), porém seu estadiamento é mais bem realizado com RM.

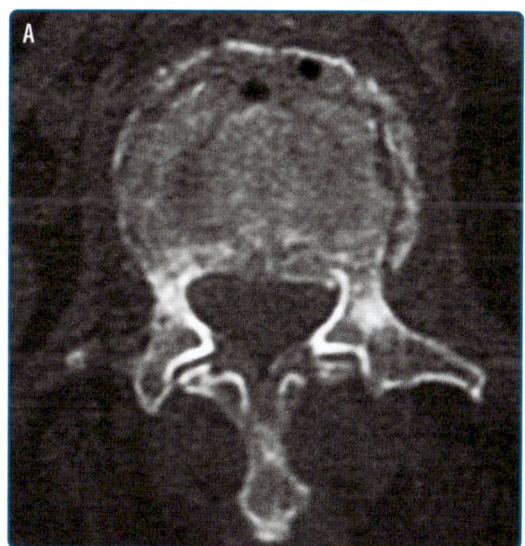

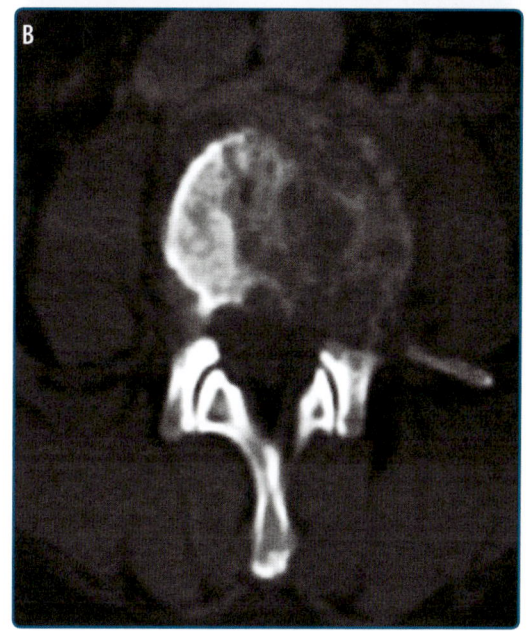

Fig. 7.18. TC no plano transversal de fratura por osteoporose (**A**) e patológica (**B**), esta última determinada por metástase. Observe que, no primeiro caso, os fragmentos ósseos podem ser remontados como se fosse um "quebra-cabeças" (**A**), enquanto no caso da fratura patológica isso não é possível pela presença de lesão neoplásica que destrói o osso.

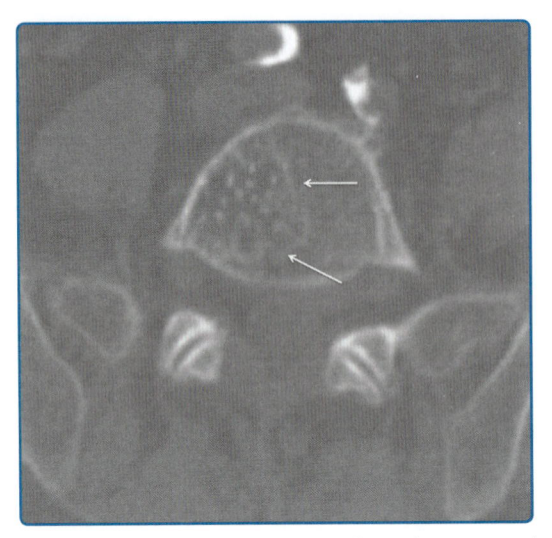

Fig. 7.19. Hemangioma. Imagem tomográfica no plano transversal evidencia o aspecto típico de hemangioma vertebral: lesão bem delimitada, com múltiplos e pequenos pontos de esclerose.

A TC é considerada superior ao RX e à RM na pesquisa de imagens gasosas e calcificações (Fig. 7.20).

O uso de radiação ionizante também é uma das suas desvantagens. Além disso, a TC não apresenta definição tão boa dos elementos intracanais e dos grupos musculares como a RM. Porém, quando há contraindicações formais ao uso da RM, a TC pode ser uma alternativa diagnóstica.

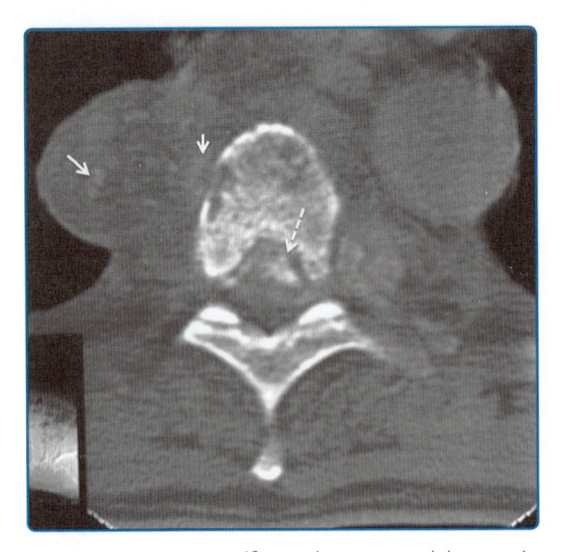

Fig. 7.20. Imagem tomográfica no plano transversal de tumor ósseo (Condrossarcoma). As calcificações (setas), que são típicas desse tumor, são evidentes na TC, sendo observadas também dentro do canal vertebral (seta tracejada), inferindo agressividade local.

MIELOGRAFIA E MIELOTOMOGRAFIA

Consiste na injeção de contraste radiopaco no espaço subaracnóideo, permitindo a caracterização da medula espinhal e raízes nervosas. Porém, a mielografia e a mielotomografia são exames invasivos e têm sido substituídos pela RM. No entanto, a mielotomografia ainda pode ser realizada em casos de contraindicação absoluta para a realização da RM.

RESSONÂNCIA MAGNÉTICA

A RM não utiliza radiação ionizante e é baseada na interação do forte campo magnético produzido pelo equipamento com os prótons de hidrogênio do tecido humano, criando uma condição para que um pulso de radiofrequência seja enviado e, subsequentemente, a radiofrequência modificada seja coletada por meio de uma bobina ou antena receptora. Esse sinal coletado é processado e convertido numa imagem[8].

É um método não invasivo e excelente para a avaliação da coluna vertebral, pela alta capacidade de diferenciar os tecidos e pela ótima resolução espacial. Detalha as estruturas ósseas e de partes moles de forma minuciosa, permitindo a individualização do córtex e da medula óssea, bem como das estruturas intracanais, tais como gordura epidural, liquor, medula espinhal, raízes nervosas, ligamentos e vasos sanguíneos. Assim, tem sido considerado exame de escolha para a investigação de doenças discais e eventuais compressões nervosas, assim como para a pesquisa de processos tumorais e inflamatórios. Porém, é um método limitado para a avaliação de calcificações.

De forma simplificada, existem basicamente duas sequências na RM, T1 e T2, que devem ser estudadas em conjunto.

A sequência T1 oferece detalhamento anatômico, e a sequência T2 permite detecção das alterações/lesões com maior clareza.

A cortical óssea apresenta baixo sinal (sinal menor que o do músculo) em T1 e T2, enquanto o sinal da medular óssea varia de acordo com a sua composição; quanto maior a quantidade de gordura (medula amarela), mais alto é o seu sinal, e esse é habitualmente o padrão encontrado em esqueletos maduros (Fig. 7.21A).

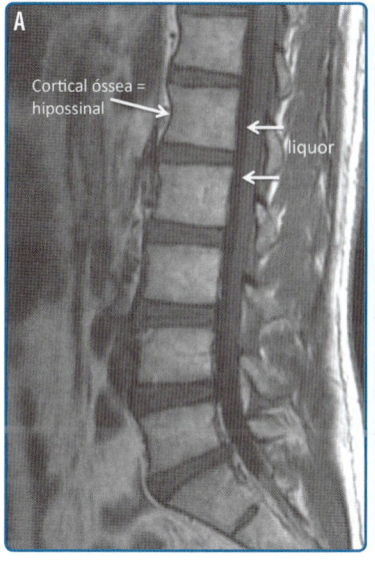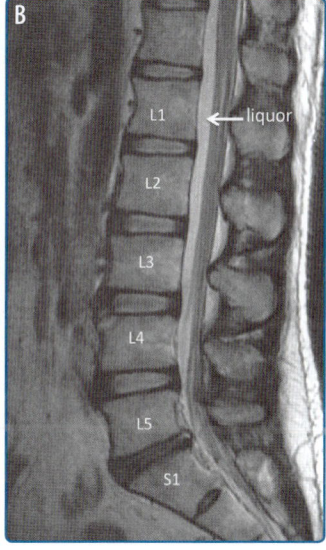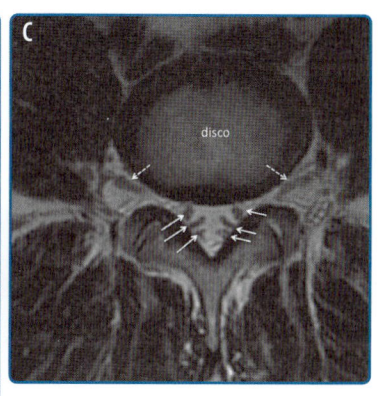

Fig. 7.21. Estudo por RM da coluna lombar, com planos sagitais nas sequências ponderadas em T1 (**A**) e T2 (**B**) e no plano transversal, na sequência ponderada em T2 (**C**). Observe que, em T1 (A), os corpos vertebrais apresentam hipersinal em T1, semelhante ao da gordura do subcutâneo. O liquor apresenta hipossinal em T1 e hipersinal em T2 (B). As raízes nervosas apresentam hipossinal em relação ao liquor em T2 (**C**) e são muito bem definidas no plano transversal.

O liquor é representado por material com baixo sinal (hipossinal) em T1 e alto sinal (hipersinal) em T2. A sequência T2 produz efeito mielográfico, com alto contraste entre o liquor, saco dural, raízes nervosas e disco intervertebral (Fig. 7.21B).

O disco intervertebral hidratado apresenta alto sinal em T2. Com a idade, o disco desidrata-se, degenera-se e perde altura e sinal (baixo sinal) (Fig. 7.21B).

A medula espinhal e as raízes nervosas aparecem com sinal mais escuro em T2, quando comparadas com o liquor brilhante (Fig. 7.21C).

Além disso, todas as alterações que se manifestam com edema ou processo inflamatório adjacente são representadas por hipersinal em T2.

Assim, com a junção de todas essas informações, a construção de um raciocínio diagnóstico pode ser feita, já que todas as estruturas da coluna vertebral podem sem distintas na RM.

Um exemplo disso é a presença de discopatia degenerativa e herniações discais (Fig. 7.22).

As artroses das interapofisárias e a hipertrofia dos ligamentos amarelos, em associação com a herniação discal, podem determinar redução do calibre do canal vertebral e dos forames intervertebrais, aspecto muito bem caracterizado na RM

(Fig. 7.23A). Cistos sinoviais provenientes da artrose das interapofisárias podem se insinuar para o canal vertebral, também contribuindo para a redução relativa do canal (Fig. 7.23B).

Pequenas áreas de edema ou alteração da medular óssea podem ser caracterizadas, principalmente quando se usam técnicas de supressão de gordura: a imagem da gordura da medula amarela é suprimida e se torna muito escura, o que facilita a individualização das lesões, que habitualmente são mais "brilhantes". Várias condições podem ser bem demonstradas com essa característica, como a detecção de processos inflamatórios/infecciosos (Fig. 7.24), doenças mieloproliferativas (Fig. 7.25) e neoplasias.

A RM possui papel fundamental no estadiamento das neoplasias ósseas, fornecendo também informações relacionadas ao conteúdo da lesão, de acordo com as características de sinal: áreas com hipossinal em T1 e hipersinal em T2 estão relacionadas ao conteúdo líquido e, nos casos de lesões agressivas, focos de necrose; quando há componente hemorrágico, há imagens com hipersinal em T1 e T2 (Fig. 7.26); conteúdo gorduroso tipicamente apresenta hipersinal em T1 e T2. A presença de componente de partes moles, na maioria das vezes, representa extensão do tumor além dos limites ósseos, indicando agressividade local, muito bem caracterizado na RM. É importante lembrar que o diagnóstico é determinado pela associação das informações clínicas, radiológicas e anatomopatológicas[9].

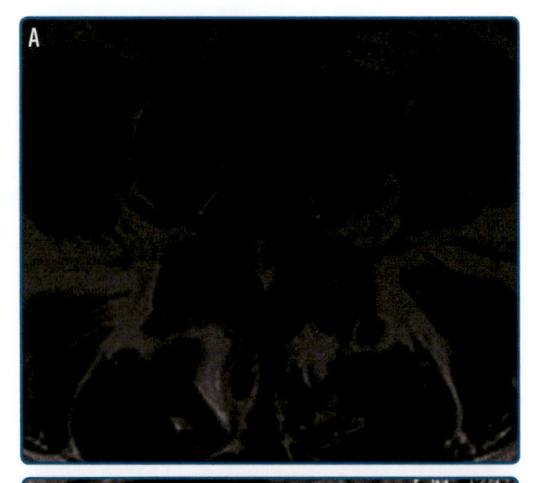

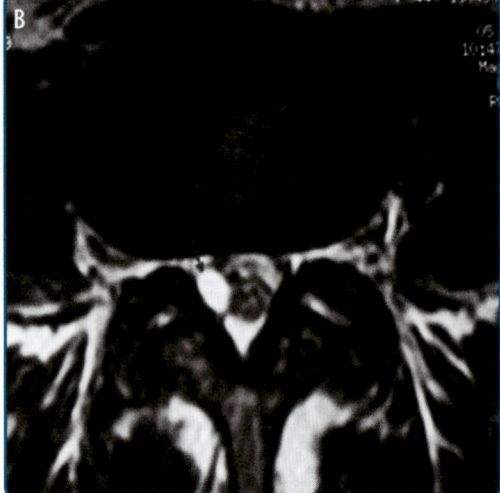

Fig. 7.23. RM nos planos transversais. (**A**) Abaulamento discal difuso (setas) que, associado à artrose das interapofisárias e ao espessamento dos ligamentos amarelos, determina redução do calibre dos forames intervertebrais e do canal vertebral. (B) Cisto da interapofisária direita de L4-L5 que promove impressão sobre a raiz descendente intracanal.

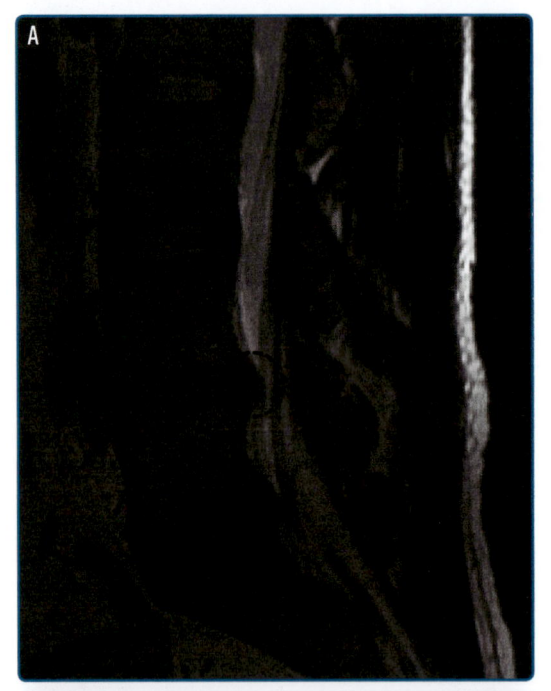

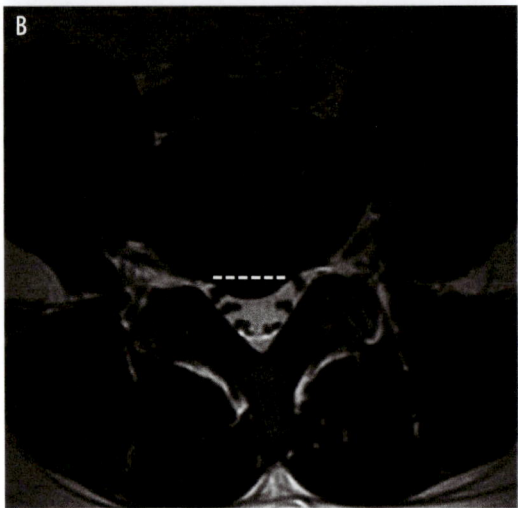

Fig. 7.22. RM da coluna lombar, nos planos sagital (A) e transversal (B), na sequência ponderada em T2. Os discos intervertebrais de L4-L5 e L5-S1 apresentam baixo sinal em comparação com os níveis superiores, relacionado à degeneração discal. Nota-se protrusão discal posterior no nível L4-L5 (pontilhado) que comprime a face ventral do saco dural.

O uso do contraste paramagnético intravenoso fica reservado para quando há suspeita de neoplasias, lesões desmielinizantes, espondilodiscites (Fig. 7.24), hemorragia espontânea intraespinhal, malformações vasculares, doenças reumatológicas inflamatórias (Fig. 7.27) e nos casos de pós-operatório da coluna[10].

Existem algumas limitações e contraindicações para a realização de RM. Pacientes claustrofóbicos ou crianças podem necessitar de sedação, já que o exame requer muito tempo de imobilidade absoluta durante a sua realização.

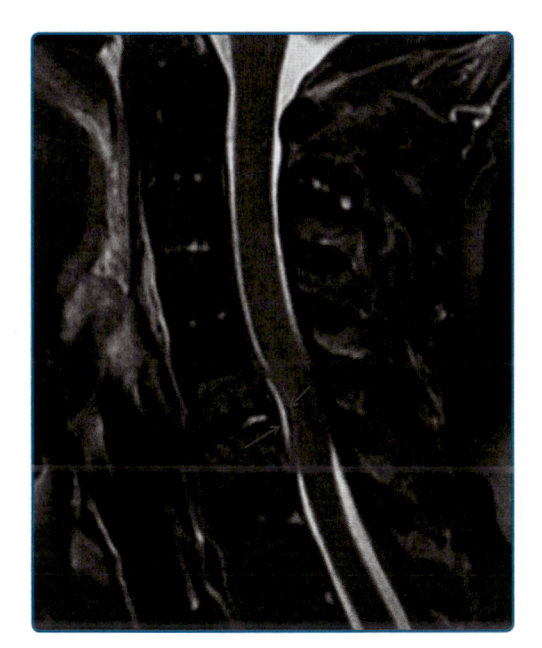

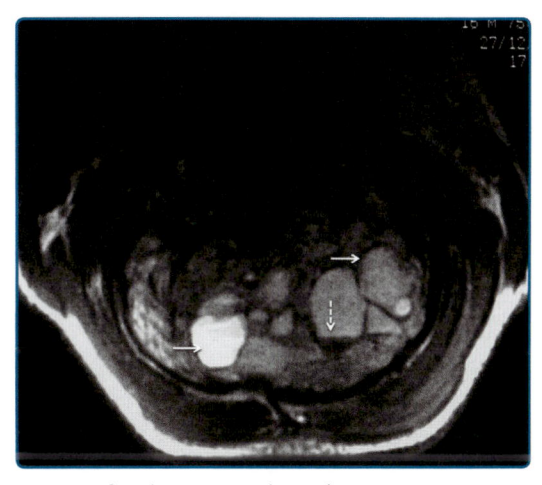

Fig. 7.26. Cisto ósseo aneurismático: volumoso processo expansivo envolvendo elementos posteriores de vértebra cervical, com múltiplas imagens com conteúdo hemático, caracterizadas por hipersinal em T1 (setas), alguns com nível liquido-líquido (seta tracejada), característico dessa neoplasia.

Fig. 7.24. Espondilodiscite piogênica: hipersinal da medular óssea dos corpos vertebrais de C5 e C6 e do disco intervertebral C5-C6, bem como abscesso subligamentar posterior (setas) quecomprime a medula espinhal.

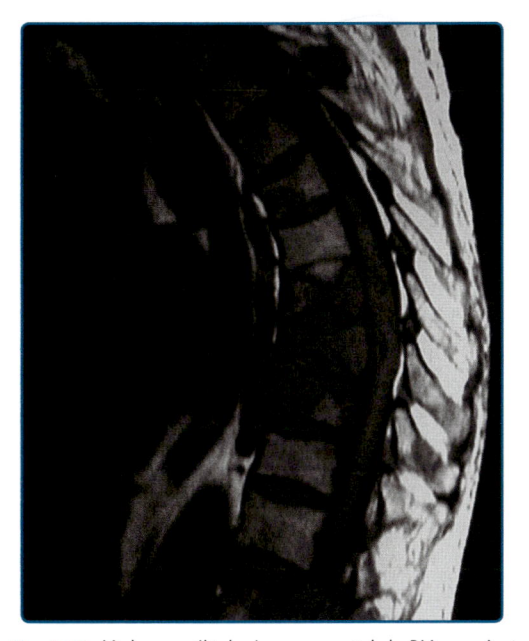

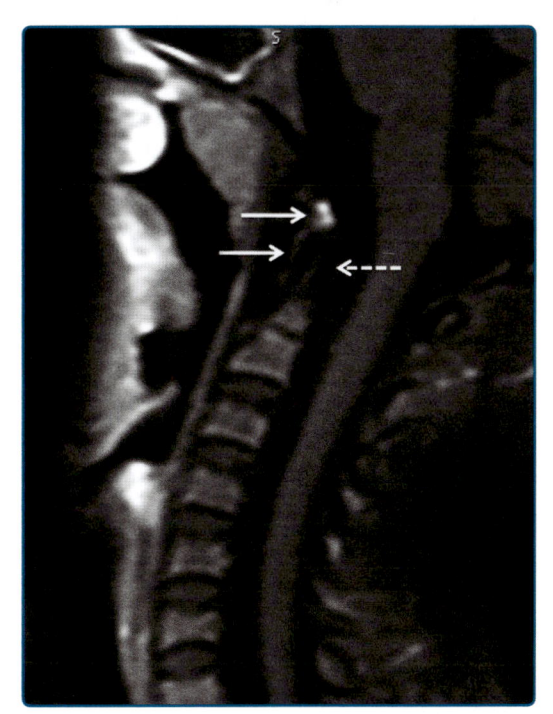

Fig. 7.25. Mieloma múltiplo. Imagem sagital da RM, sequência ponderada em T1, demonstrando múltiplas vértebras que apresentam hipossinal, diferente das vértebras normais que apresentam sinalde gordura (semelhante ao subcutâneo), inferindo obliteração da medular óssea por tecido neoplásico. Alguns corpos vertebrais apresentam fratura patológica.

Fig. 7.27. Artrite idiopática juvenil. O *pannus* (setas) se impregna pelo meio de contraste e há erosão com afilamento do processo odontoide (seta tracejada).

Como o aparelho gera forte campo magnético, a RM é formalmente contraindicada em pacientes portadores de implantes cocleares, alguns marca--passos e válvulas cardíacas, e clipes de aneurisma cerebral[11].

Em resumo, o radiologista e o profissional solicitante devem conhecer a variedade de modalidades diagnósticas e suas indicações, para um diagnóstico mais preciso, com menor custo, maior benefício e menor dano ao paciente. Para isso, é necessário não apenas conhecimento técnico, como também comunicação adequada interdisciplinar.

REFERÊNCIAS

1. Ackerman SJ, Steinberg EP, Bryan RN, *et al.* Trends in diagnostic imaging for low back pain: has MR imaging been a substitute or add-on? Radiology. 1997;203(2):533-8.

2. Renfrew DL, Franken Jr EA, Berbaum KS, *et al.* Error in radiology: classification and lessons in 182 cases presented at a problem case conference. Radiology. 1992;183(1):145-50.

3. McKetty MH. The AAPM/RSNA physics tutorial for residents. X-ray attenuation. Radiographics. 1998;18:151-63.

4. Kim H, Kim HS, Moon ES, *et al.* Scoliosis imaging: what radiologists should know. Radiographics. 2010;30(7):1823-42.

5. Acheson MB, Livingston RR, Richardson ML, *et al.* High-resolution CT scanning in the evaluation of cervical spine fractures: comparison with plain film examinations. AJR Am J Roentgenol. 1987;148(6):1179-85.

6. Rao SK, Wasyliw C, Nunez Jr DB. Spectrum of imaging findings in hyperextension injuries of the neck. Radiographics. 2005;25(5):1239-54.

7. Yuh WT, Zachar CK, Barloon TJ, *et al.* Vertebral compression fractures: distinction between benign and malignant causes with MR imaging. Radiology. 1989;172(1):215-8.

8. Mazzola AA. Ressonância magnética: princípios de formação da imagem e aplicações em imagem funcional. Rev Bras Física Méd. 2009;3(1):117-29.

9. Yamaguchi CK, Fernandes JL. Tumores ósseos da coluna vertebral. In: Fernandes JL, Maciel Jr. F. Coluna vertebral. Rio de Janeiro: Elsevier; 2011. p. 287-348.

10. Maciel Jr F, Lins C. Técnicas de diagnóstico por imagem. In: Fernandes JL, Maciel Jr. F. Coluna vertebral. Rio de Janeiro: Elsevier; 2011. p. 31-56.

11. MRIsafety.com. Disponível em: <http://www.mri-safety.com/safety_info.asp>. Acesso em: 20 mar, 2012.

Capítulo 8

Deformidades Vertebrais

Ricardo Umeta
Vera Lúcia dos Santos Alves
Vivian Bertoni Xavier

INTRODUÇÃO

A coluna vertebral é composta por 33 vértebras: sete cervicais, 12 torácicas, cinco lombares, cinco sacrais fundidas e quatro coccígeas habitualmente fundidas. Essas 26 unidades individuais são separadas por discos intervertebrais e ligadas por uma rede de músculos e ligamentos (Fig. 8.1). A coluna vertebral fornece, além do suporte estrutural básico, proteção à medula espinal[1].

A coluna vertebral, quando analisada no plano frontal, deve assumir a condição de uma linha reta vertical perpendicular ao solo. No plano sagital, a coluna normal apresenta quatro curvas balanceadas: a coluna cervical, que é lordótica; a coluna torácica, que é cifótica (20º a 45º), com a sua curvatura estendendo-se entre a segunda (T2) e a décima segunda (T12) vértebra torácica; a região lombar, que se apresenta em lordose (40º a 60º), com a terceira vértebra lombar (L3) localizada no ápice dessa curva; e a região sacral, que se apresenta também em cifose[1,2].

Na posição ortostática, a cifose torácica e a lordose lombar devem permanecer equilibradas. A linha de suporte de peso, ou eixo sagital vertical, estende-se a partir da junção craniovertebral através dos corpos das vértebras cervicais e anterior à coluna torácica. O eixo, em seguida, atravessa a coluna vertebral na região de T12 e encontra-se posterior à coluna vertebral lombar[3,4] (Fig. 8.2). Os elementos anteriores da coluna vertebral resistem principalmente a forças compressivas, e as estruturas ligamentares posteriores resistem às forças de tração[2-5].

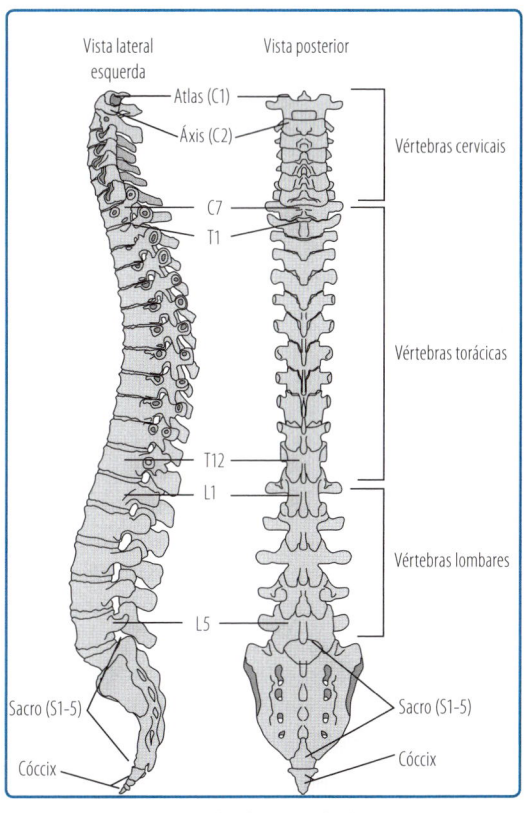

Fig. 8.1. Anatomia óssea da coluna vertebral.

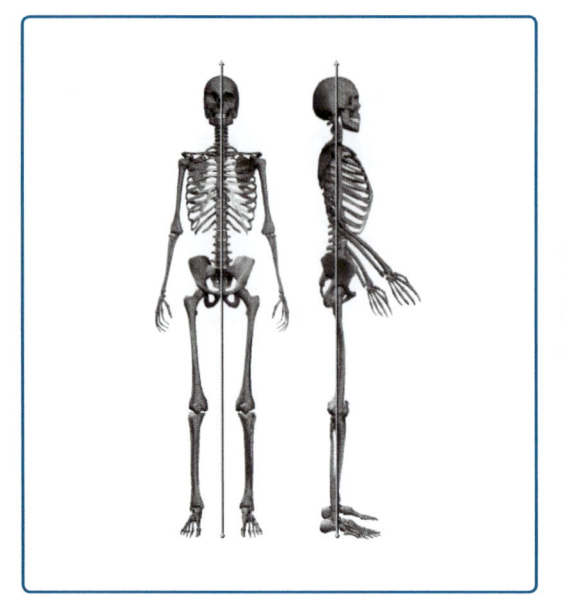

Fig. 8.2. Avaliação dos eixos da coluna vertebral.

ESCOLIOSE

A escoliose é definida como uma curvatura da coluna vertebral no plano coronal. É tipicamente acompanhada por um grau variável de rotação. Por convenção, 10° de curvatura, aferidos pelo método de Cobb (Fig. 8.3), definem uma escoliose. Curvas que apresentam ângulo de Cobb inferior a 10° são referidas como assimetrias do tronco e não são de importância clínica em longo prazo[6].

A direção, à direita ou à esquerda, de uma curva escoliótica é definida com base na convexidade da curva. A localização da curva é definida pela vértebra que se encontra mais desviada e rodada considerando como referência a linha média. Essa vértebra é chamada apical[6].

Com relação à etiologia das escolioses, podem-se identificar quatro grandes categorias: neuromusculares, congênitas, sindrômicas e idiopáticas.

As escolioses neuromusculares ocorrem em pacientes com distúrbios neurológicos e/ou musculoesqueléticos, tais como paralisia cerebral, mielomeningocele, artrogripose ou distrofias musculares. Esses pacientes apresentam desequilíbrio muscular e falta de controle do tronco importantes. Alguns desses pacientes podem apresentar curvas escolióticas não estruturadas, ou seja, não apresentam nenhum componente de rotação, podendo estar relacionadas a alterações posturais,

no comprimento dos membros inferiores ou dor (escoliose antálgica). A maioria dos pacientes com escoliose neuromuscular apresenta sinais e sintomas adicionais relacionados com a doença subjacente que ajudam no diagnóstico[6-8].

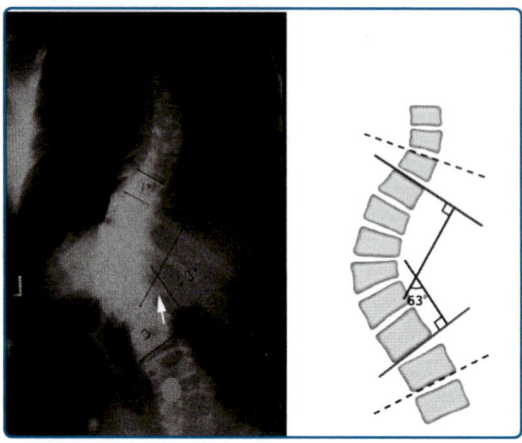

Fig. 8.3. Método de Cobb.

A escoliose congênita resulta da assimetria da coluna vertebral secundária a malformações como hemivértebras e/ou barras ósseas. Geralmente, manifesta-se antes da adolescência (Fig. 8.4). Comumente, está associada a malformações em outros sistemas como cardiovascular, renal e gastrointestinal[7].

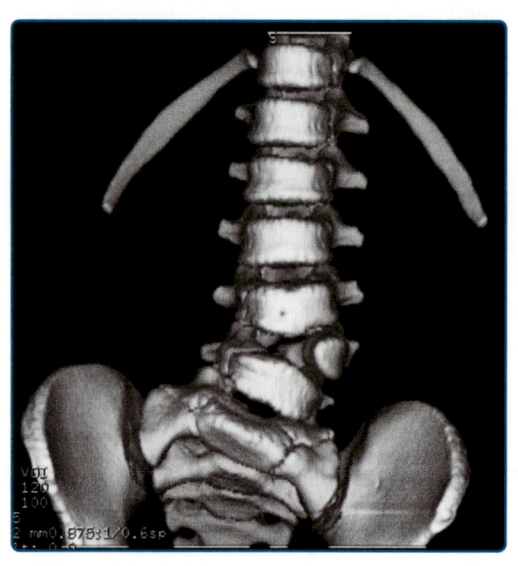

Fig. 8.4. Imagem de tomografia demonstrando a presença de uma hemivértebra.

Nas escolioses sindrômicas, crianças com certas doenças genéticas, incluindo doenças do tecido conjuntivo, como síndrome de Marfan e osteogênese imperfeita, e dos tecidos mais generalizadas, tais como neurofibromatose, frequentemente desenvolvem deformidades na coluna vertebral (Fig. 8.5). Embora esses transtornos sejam pouco comuns, é importante identificá-los, visto que muitas vezes a primeira manifestação clínica da doença são a deformidade da coluna vertebral e a história natural e a progressão dessas curvas, que muitas vezes diferem da escoliose idiopática[7].

A escoliose idiopática é aquela para a qual não há etiologia definida, sendo, assim, um diagnóstico de exclusão. Pode ser dividida em três subcategorias em função da idade desses pacientes ao diagnóstico radiográfico:

- Infantil: 0 a 3 anos;
- Juvenil: 4 a 9 anos;
- Adolescente: ≥ 10 anos.

A escoliose idiopática adolescente (EIA) é a forma mais comum, representando entre 80% e 85% dos casos. A prevalência de EIA é de aproximadamente 3% na população geral, porém apenas 10% dos adolescentes portadores de EIA necessitam de tratamento (0,3% da população)[6-8]. A prevalência entre os sexos masculino e feminino é variável de acordo com a gravidade da curva:

- Curvas entre 10° e 20°: masculino (M) = feminino (F);
- Curvas entre 20° e 40°: 1:4 (M:F);
- Curvas maiores que 40°: 1:8 (M:F).

Durante a avaliação clínica dos pacientes portadores de escoliose, a assimetria da região dorsal relacionada à maior proeminência da musculatura paravertebral de um dos lados do tronco, quando o paciente se inclina para frente, é um dos sinais mais evidentes e pode ser verificada por meio da manobra de Adams[9] (Fig. 8.6).

A formação da giba costal está relacionada com a rotação vertebral associada à escoliose. A altura dos ombros, assim como as cristas ilíacas, pode estar desnivelada, e a escápula geralmente está mais elevada na região da convexidade da curva. Por causa da lateralização do tronco, o triângulo do talhe (Fig. 8.7), espaço entre o membro superior e o tronco da paciente, pode estar diminuído na região da concavidade da curva. Pode ocorrer a lateralização da porção cefálica em relação à linha mediana do tronco, denotando descompensação do tronco[6-8]. Os pacientes portadores de doenças neuromusculares podem apresentar alterações neurológicas como paralisia flácida ou espástica, hipotrofia muscular, hipertonia muscular e sinais de acometimento central como hiper-reflexia, presença de clônus e sinal de Babinski[8].

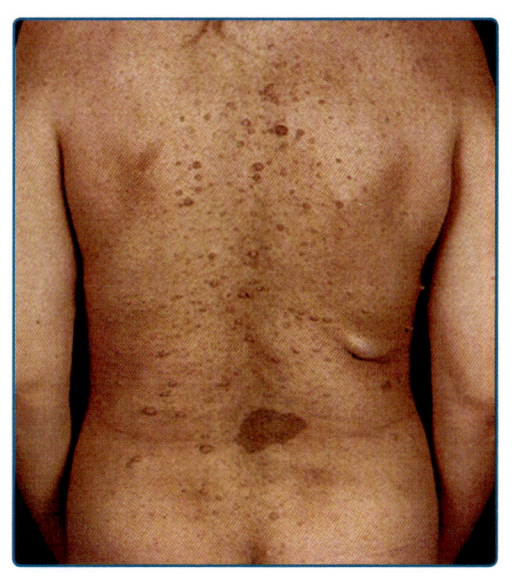

Fig. 8.5. Paciente apresenta manchas café com leite típicas da neurofibromatose.

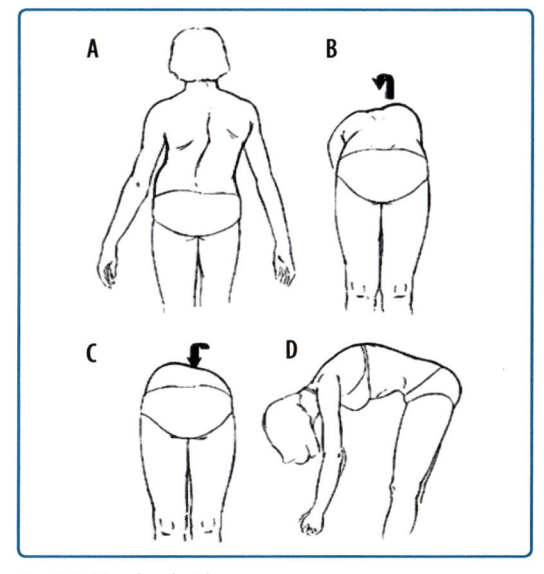

Fig. 8.6. Manobra de Adams.

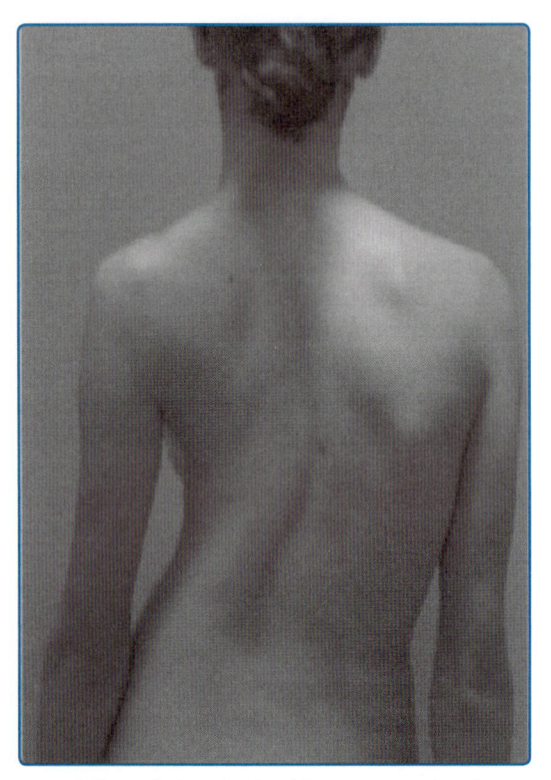

Fig. 8.7. Fotografia da região dorsal de paciente portadora de escoliose idiopática do adolescente.

O risco de progressão dessas curvas tem implicações importantes para o tratamento. Infelizmente, é impossível prever com precisão absoluta quais as curvas que progredirão[6,7,10]. Pode-se definir como progressão o aumento da deformidade em pelo menos 5º, aferidos pelo método de Cobb[11], em duas consultas subsequentes. Alguns autores consideram como o aumento de 1º por mês. Alguns fatores estão relacionados à progressão ou não da deformidade:

- Sexo: o risco de progressão é de três a dez vezes maior em pacientes do sexo feminino;
- Magnitude da curva: curvas com valores superiores a 20º estão mais propensas à progressão, independente da idade;
- Padrão da curva: duplas curvas (torácica e lombar) e curvas torácicas apresentam três vezes mais risco de progressão do que curvas localizadas exclusivamente na região lombar;
- Maturidade: dentre os marcadores de maturidade, podem-se destacar a idade

cronológica, a presença da menarca nas meninas e o sinal de Risser (Fig. 8.8), verificado pela ossificação da apófise do osso ilíaco. Quando identificado como Risser 1, o risco de progressão é superior a 60%; já no Risser 3, ele cai para menos de 10%.

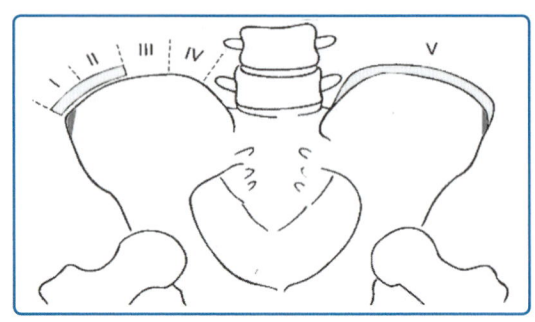

Fig. 8.8. Sinal de Risser.

Tratamento das escolioses

Em virtude das diferenças entre o padrão das curvas, o risco de progressão e, especialmente, a presença ou não do acometimento de outras sistemas do organismo, a abordagem terapêutica deve ser diferente para os casos de escolioses congênitas, neuromusculares e idiopáticas[8,10].

Nas escolioses congênitas, 75% das curvas progridem ao longo dos anos e apenas 5% a 10% dos pacientes podem beneficiar-se com o uso de coletes. Na maioria desses casos, as órteses estão indicadas apenas como tratamento das curvas secundárias ou compensatórias.

O tratamento cirúrgico é regra, e não exceção, nos casos de escoliose congênita. Os pacientes que apresentam curvas de baixo valor angular podem ser apenas observados, e na iminência de progressão da curva para valores superiores a 40º, o tratamento cirúrgico é necessário[7,8,10].

Nas escolioses neuromusculares, o padrão tipo da curva é no formato da letra "C"; geralmente é a única que pode estar acompanhada de obliquidade importante da pelve. Assim como nas escolioses congênitas, os pacientes com curvas de baixo valor angular (20º a 25º) podem ser cuidadosamente observados.

Aqueles pacientes que apresentam progressão da curvatura devem ser tratados com órteses. A escoliose pode continuar a progredir apesar do uso do colete, porém de forma mais lenta, permitindo o maior crescimento do tronco do paciente até a cirurgia definitiva. Além disso, esses aparelhos ajudam na sustentação do tronco nos pacientes que apresentam a musculatura extremamente flácida, como em alguns casos de paralisia cerebral, permitindo melhor adaptação em cadeiras especiais e facilitando o uso dos membros superiores. Nos casos com rápida progressão e com curvas escolióticas de alto valor angular, o tratamento cirúrgico é necessário[7,8].

O objetivo do tratamento da EIA é uma curva com um ângulo de Cobb de 40º ou menos quando o paciente atingir a maturidade esquelética. Opções de tratamento incluem observação, uso de órteses e cirurgia. A escolha da terapia depende do grau de curvatura e do potencial para o crescimento residual. Fisioterapia, tratamento quiroprático, estimulação elétrica e natação têm se mostrado ineficazes contra o potencial de regressão do ângulo da curvatura[6-8].

A observação periódica está indicada para pacientes que apresentam curvas menores que 20º. O acompanhamento radiográfico deve ser feito a cada quatro ou seis meses. Se houver progressão de 5º ou mais no intervalo entre as consultas, deve ser mudada a conduta.

Nos pacientes com curvas com valor angular entre 20º e 40º que apresentam sinais de imaturidade esquelética e elevado potencial de crescimento (Risser 0,1 ou 2; menarca ausente, ausência do estirão de crescimento), o uso do colete se faz necessário. O colete tem como objetivos manter a curva e evitar sua progressão, não apresentando, portanto, a função de correção da curva. São dois os principais tipos de colete: o colete (órtese) que engloba os segmentos cervical, torácico e lombossacral (CTLSO ou colete de Milwaukee), indicado para curvas torácicas com ápice acima de T10, principalmente; e o colete tóraco-lombo-sacral (TLSO) (Figs. 8.9 e 8.10), para curvas com ápice abaixo de T11[6-8,10].

O principal objetivo do tratamento cirúrgico da EIA é a prevenção da progressão da curva por meio da fusão vertebral: artrodese (Fig. 8.11). A correção parcial da curvatura (objetivo secundário) também é frequentemente atingida. A correção cirúrgica está indicada para pacientes esqueleticamente imaturos que apresentam curvas com valores angula-

res superiores a 40º. Pacientes esqueleticamente maduros com curvas com ângulo de Cobb entre 40º e 50º devem ser avaliados e conduzidos de forma individual. Não existe consenso sobre o manejo mais adequado desses pacientes[8,10].

Os resultados para pacientes portadores de EIA são geralmente favoráveis, independente do tipo de tratamento instituído: observação, órtese ou cirurgia. Esses pacientes têm risco ligeiramente aumentado para desenvolver lombalgia e alterações discais degenerativas em comparação com a população geral[8,10].

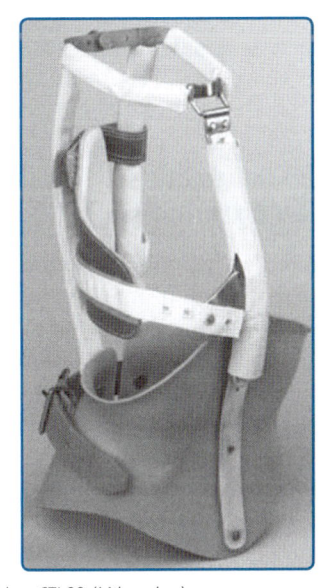

Fig. 8.9. Colete CTLSO (Milwaukee).

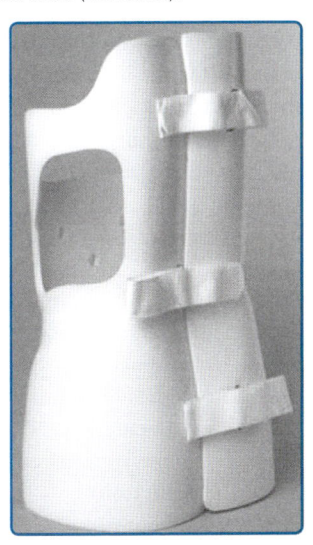

Fig. 8.10. Colete TLSO (Boston).

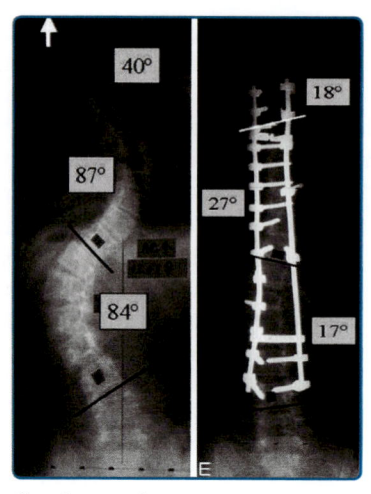

Fig. 8.11. Correção e artrodese.

O impacto da escoliose na habilidade física e seu tratamento

Atualmente, as pesquisas abordam diversos questionamentos sobre o impacto das escolioses na função musculoesquelética, com possível modificação nas respostas fisiológicas da musculatura e consequente diminuição do seu trabalho, frente ao exercício físico, principalmente em pacientes que apresentam curvaturas acima de 40º[11].

O relato de diversos estudos[11,12] evidencia a deterioração das funções respiratória e cardíaca e a diminuição da capacidade em realizar exercícios com a evolução da doença ao longo dos anos. Esses estudos motivam a condução da maioria das pesquisas, para a avaliação da magnitude da curvatura, rotação vertebral, do comprometimento da função dos músculos respiratórios e da possível correlação positiva ou negativa desses parâmetros na capacidade física e qualidade de vida dos pacientes[13].

Na análise biomecânica da interação entre coluna, esterno e costelas, há indícios de que a rotação vertebral ocasiona alteração no diâmetro anteroposterior e transverso do tórax durante a inspiração. Como os movimentos respiratórios são dados pela interação de três grupamentos musculares, a alteração na capacidade de expansão resulta em prejuízo, pois interfere na complacência dinâmica do complexo torácico[14].

A prova de função pulmonar nas escolioses acima de 20º pode não apresentar qualquer distúrbio ventilatório ou ser classificada como restritiva. Mesmo naquelas em que não há a classificação da restrição respiratória, tipicamente há diminuição das capacidades e volumes pulmonares, havendo alteração na capacidade pulmonar total, na capacidade vital e no volume-minuto, provavelmente decorrentes da modificação da complacência torácica, por causa da torção do gradeado costal sequente à deformidade vertebral, com grande energia despendida para vencer a tensão elástica dos pulmões e, consequentemente, insuflá-los[11].

Com o curso da doença, os pacientes podem apresentar gradual diminuição na ventilação alveolar, ocasionando aumento do volume residual e do espaço morto, assim como progressão dos níveis de gás carbônico, gerando alterações na relação entre ventilação e perfusão, aumentando a frequência respiratória e a incapacidade para atividades físicas[11].

Seguindo a hipótese de menor potencial para realização de atividade física em virtude da disfunção pulmonar, principalmente na EIA, muitos pesquisadores relatam o descondicionamento nessa população e acreditam que o fator responsável pela menor força muscular desses pacientes pode ser revertido com o condicionamento cardiorrespiratório e musculoesquelético proporcionado por atividades físicas padronizadas, não havendo alteração, porém, do ângulo da deformidade vertebral[12,14].

Alves e Avanzi[15] constataram, em pesquisa realizada com 40 pacientes com EIA acima de 45º e indicação cirúrgica para a correção da deformidade, que há melhora na função respiratória após a execução de programa de treinamento aeróbio realizado três vezes por semana e sustentado por quatro meses.

Há, ainda, diversas especulações, como a investigação do papel dos marcadores inflamatórios na determinação da etiologia das escolioses, causas ou consequências neurofisiológicas para o incremento das curvaturas, a aplicabilidade clínica de programas de reabilitação com exercícios resistidos ou, ainda, a modalidade de exercícios combinados (aeróbios e resistidos)[14].

Os benefícios dos programas de treinamento muscular, incluindo os realizados somente com exercícios resistidos, têm se tornado mais evidentes com o passar das últimas duas décadas. Atualmente, sabe-se que o treinamento resistido é uma forma segura e indicada por sua eficácia no ganho de massa, força e função muscular para diversas condições, como síndrome metabólica, pós-infarto agudo de miocárdio e em pacientes com doença pulmonar obstrutiva crônica[14,16].

A resistência durante o exercício físico modifica toda a arquitetura muscular, incluindo as cadeias de miosina e as fibras musculares do tipo 2, resultando em hipertrofia e melhora da resposta muscular aos estímulos neuronais eferentes. Não há, porém, estudos que caracterizem o potencial desse tipo de treinamento nas escolioses, mas há controvérsias quanto à execução de exercícios com cargas por pacientes que ainda estão em fase de crescimento ponderal e maturidade física, além da ausência de padronização para os testes que avaliam qual é o peso ideal para cada grupamento muscular durante o treinamento[16].

Apesar de inúmeros questionamentos sobre a melhor forma de prescrição e padronização das modalidades de exercício físico para pacientes com escoliose, a melhora da capacidade funcional e da habilidade física já é evidenciada e traz impacto positivo sobre a qualidade de vida desses pacientes, motivando a busca pelo padrão ideal de condicionamento para minimizar as consequências da deformidade vertebral.

CIFOSES

Dentre as deformidades vertebrais que aparecem na adolescência, as relacionadas com o aumento da cifose torácica são frequentemente negligenciadas e comumente consideradas como problemas posturais. Muitas vezes são motivos de atritos familiares, visto que os pais frequentemente "incomodam" os filhos na cobrança da correção postural. Normalmente, todos os envolvidos não têm conhecimento de que essas alterações podem não ser a causa, mas sim a consequência do aumento da cifose torácica[17,18].

Schanz, em 1911, foi o primeiro autor a questionar sobre o termo "má postura", acreditando se tratar do resultado de trabalho físico pesado e de esforços excessivos sobre a coluna vertebral[18].

O termo "hipercifose" refere-se à curvatura excessiva da coluna torácica. Embora seja também referido como cifose, esse termo deve ser utilizado apenas para descrever a convexidade sagital ou curvatura anterior da coluna torácica normal. A cifose torácica tende a progredir com a idade. A avaliação e o tratamento corretos da hipercifose ainda hoje são um desafio, pela falta de padronização dos métodos diagnósticos, bem como das opções terapêuticas[17,18].

Os corpos vertebrais e discos intervertebrais são as principais estruturas anatômicas que contribuem para o contorno da coluna vertebral. Assim, qualquer processo que afete essas estruturas pode levar à hipercifose. Deformidades que resultam no encunhamento vertebral anterior podem acentuar a cifose. Os corpos vertebrais contribuem para a manutenção da altura da coluna vertebral e, sendo assim, qualquer fator que altere a forma do corpo vertebral pode levar à hipercifose[17-19].

Na idade adulta, especialmente nos pacientes mais idosos e em decorrência da osteoporose, as fraturas vertebrais são importantes causas para o aumento da cifose[20] (Fig. 8.12).

Existem outras causas de deformidade vertebral não secundária a fraturas ou osteoporose. Essas deformidades podem ser o resultado de alterações do desenvolvimento da coluna vertebral, podendo ou não estar associadas a alterações degenerativas[20,21]. O tipo mais comum de hipercifose do desenvolvimento é a doença de Scheuermann

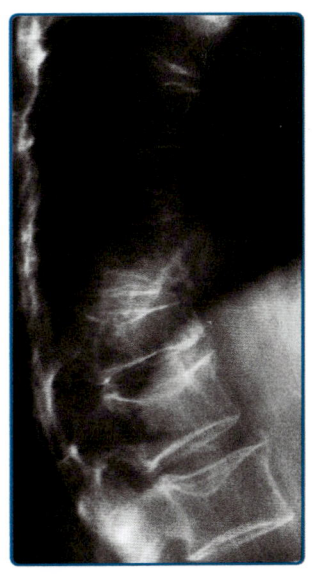

Fig. 8.12. Radiografia da coluna torácica demonstrando várias fraturas secundárias à osteoporose e à hipercifose associada.

ou cifose juvenil, que é uma deformidade cifótica da coluna vertebral de caráter hereditário. Normalmente, os primeiros sinais clínicos surgem no início da adolescência, sendo comum o diagnóstico incorreto de dorso curvo postural[17].

Os pacientes portadores da doença de Scheuermann apresentam projeção anterior da cabeça em relação ao tronco, projeção anterior dos ombros, aumento da cifose torácica, que mais se evidencia com a flexão do tronco, além do aumento da lordose lombar, frequentemente acompanhada de encurtamento dos músculos isquiotibiais e queixas álgicas. A análise radiográfica desses pacientes é bem típica; além do aumento da cifose (aferida pelo método de Cobb), podem-se identificar o encunhamento de três ou mais vértebras apicais, nódulos de Schmorl e irregularidades das placas terminais dos corpos vertebrais[17,22-24] (Fig. 8.13).

A configuração das regiões cervical e lombossacral também pode influenciar na curvatura torácica. Indivíduos com hipercifose torácica são mais propensos a apresentar hiperlordose cervical ou lombar[2,3].

A flexibilidade e a amplitude de movimentos da coluna vertebral, que diminuem com a idade, também provavelmente contribuem para a hipercifose. Alguns autores identificaram que mulheres com idade superior a 65 anos apresentavam cifose torácica aumentada e menor capacidade para ativamente corrigir sua postura relaxada na posição ereta. O tônus muscular também parece influenciar. Não está claro, porém, se a hipercifose prece-

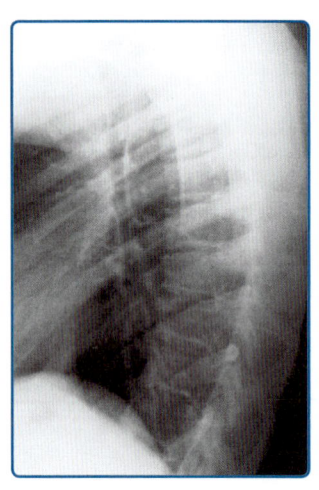

Fig. 8.13. Radiografia demonstrando achados característicos da doença de Scheuermann.

de ou resulta da fraqueza muscular, especialmente dos músculos extensores da coluna vertebral. Além disso, com o envelhecimento, ligamentos intervertebrais que fornecem estabilidade para a coluna são suscetíveis à perda de tecido elástico, à calcificação e à ossificação. Em teoria, qualquer uma dessas alterações pode predispor um indivíduo a apresentar hipercifose[4,5,21].

Dentre outras causas menos comuns associadas a deformidades em cifose, podem-se citar osteogênese imperfeita, síndrome de Ehlers-Danlos, síndrome de Marfan, fibrose cística, mucopolissacaridoses, displasia espondiloepifisária, espondilite anquilosante e tuberculose (mal de Pott)[21].

Com relação ao tratamento das hipercifoses, não há até o momento terapias padronizadas, exceto no caso da doença de Scheuermann. A maioria dos tratamentos disponíveis concentra-se na reabilitação das alterações posturais usando a terapia de exercícios[21].

Com relação a atividades como hidroterapia, quiropraxia e osteopatia, apesar da indicação cada vez mais crescente, não há na literatura estudos com elevado nível de evidência que demonstrem seu real benefício. Outros tratamentos menos utilizados, especialmente para abordagem do dorso curvo flexível, incluem órteses, aparelhos gessados e terapia farmacológica[21].

No tratamento da doença de Scheuermann algumas variáveis devem ser consideradas como a queixa clínica, a flexibilidade da deformidade e a maturidade esquelética[22-25].

O tratamento com o colete de Milwaukee é o de melhor escolha em adolescentes com potencial de crescimento e curvas flexíveis. Quando o paciente apresenta dorso curvo rígido observado clinicamente e na radiografia em hiperextensão (valor acima de 40º), gessos corretivos e sucessivos e com hiperextensão do tronco podem ser confeccionados com a finalidade de transformar a curva cifótica grave e rígida numa curvatura de menor valor angular, para na sequência serem substituídos pelo colete de Milwaukee até o final do crescimento vertebral[22,23].

Durante todo o período de uso do colete, deve ser associado um plano fisioterápico complementar, com a finalidade de diminuir a lordose lombar, além de alongar contraturas musculares, especialmente da musculatura isquiotibial, e auxiliar na correção da cifose torácica mediante exercícios em hiperextensão para fortalecimento dos extensores da coluna. O tratamento cirúrgico da doença de Scheuermann é raro e sua indicação pode acontecer em cifoses graves, em geral acima de 70º, naqueles pacientes que já terminaram o crescimento vertebral, muitas vezes com dor importante e sem resposta adequada ao tratamento não cirúrgico. A cirurgia nesses casos consiste na abordagem por dupla via, anterior e posterior, com a finalidade de melhorar a cifose e estabilizar a coluna por meio da artrodese vertebral com o uso de implantes metálicos (ganchos, parafusos pediculares)[22,23,25].

Quando se passa a encarar as deformidades vertebrais como uma causa potencial para a limitação da capacidade respiratória, do descondicionamento físico e da limitação de atividades diárias, podem-se incluir na rotina de acompanhamento e tratamento clínico desses pacientes avaliações não invasivas que permitem mensurar e acompanhar as habilidades motoras, fornecendo parâmetros para a indicação precoce de tratamentos que visam minimizar as consequências da deformidade do complexo torácico[11].

As alterações pulmonares podem gerar limitação ventilatória e, consequentemente, intolerância ao exercício, decorrente, principalmente, da diminuição da capacidade em fornecer oxigênio aos músculos em atividade quando do aumento do consumo de qualquer atividade física[12,13].

Testes máximos, como o ergométrico, são padrão-ouro para determinação do consumo máximo de oxigênio e frequência cardíaca máxima, e pontuam a carga de treinamento aeróbio em programas de reabilitação, porém geralmente são pouco tolerados por pacientes com limitação respiratória e não são indicados para crianças e adolescentes, que tipicamente estão na faixa mais incidente de deformidades vertebrais[13].

Como alternativa, existem diversos testes submáximos de esforço, tais como espirometria, teste de caminhada dos 6 minutos, teste de uma repetição máxima, mensuração das pressões inspiratória e expiratória máxima, pico de fluxo expiratório, que permitem avaliação e comparação de medidas fisiológicas, sendo reconhecidos como prova científica na busca de níveis de evidência nos tratamentos[14].

Esses exames permitem a comparação da evolução individual dos pacientes, possibilitando a análise sistematizada da evolução cardíaca e respiratória por meio de medidas como as frequências cardíaca e respiratória, saturação periférica de oxigênio, escala de Borg, distância percorrida após esforço, pressão arterial, volumes e capacidades pulmonares, verificadas de forma prática e sem custo em consultas ambulatoriais ou durante sessões de fisioterapia[15].

A prática desses exames, somada aos bons resultados dos programas de reabilitação de pacientes com deformidade vertebral, pode não ter impacto sobre a angulação vertebral, mas se mostra efetiva em minimizar os efeitos deletérios da modificação do complexo torácico[14].

REFERÊNCIAS

1. Morrisy RT, Weinstein SL. Lovell and Winter's pediatric orthopaedics. Philadelphia: Lippincott Williams & Wilkins; 2006. p. 693-762.

2. Hungria Filho JS. Postura: a primazia da pélvis no seu condicionamento e na correção de seus desvios. Rev Bras Ortop. 1986;21:236-42.

3. Avanzi O, Chih LY, Meves R, *et al*. Cifose torácica e músculos isquiotibiais: correlação estético-funcional. Acta Ortop Bras. 2007;15(2):93-6.

4. Berthonnaud E, Dimnet J, Roussouly P, *et al*. Analysis of the sagittal balance of the spine and pelvis using shape and orientation parameters. J Spinal Disord Tech. 2005;18:40-7.

5. Bradford DS. Juvenile kyphosis. In: Bradford DS, Lonstein JE, Moe JH, et al, editors. Moe's textbook of scoliosis and other spinal deformities. Philadelphia: WB Saunders; 1995. p. 349-67.

6. Scoliosis Research Society. A handbook for patients. Park Ridge: Scoliosis Research Society; 1986.

7. Avanzi O, Landim E, Meves R, *et al*. Avaliação radiográfica da descompensação do tronco após artrodese seletiva torácica em portadores de escoliose idiopática do adolescente King II (Lenke B e C). Coluna/Columna. 2009;8(4):376-80.

8. Grossman P, Mazur JM, Cummings RJ. An evaluation of the Adams forward bend test and the scoliometer in a scoliosis school screening setting. J Pediatric Orthop. 1995;15:535-8.

9. Lowenstein JE, Matsumoto H, Vitale MG, *et al*. Coronal and sagittal plane correction in adolescent idiopathic scoliosis: a comparison between all pedicle screw versus hybrid thoracic hook lumbar screw constructs. Spine (Phila Pa 1976). 2007;32(4):448-52.

10. Cobb JR. Outline for the study of scoliosis. Am Acad Orthop Surg. 1984;9:65-70.

11. Fabian KM. Evaluation of lung function, chest mobility, and physical fitness during rehabilita-

tion of scoliotic girls. Ortop Traumatol Rehabil. 2010;12(4):301-9.

12. Koumbourlis AC. Scoliosis and the respiratory system. Paediatric Resp Rev. 2006;7(2):152-60.

13. Alves VL, Stirbulov R, Avanzi O. Impact of a physical rehabilitation program on the respiratory function of adolescents with idiopathic scoliosis. Chest. 2006;130(2):500-5.

14. Negrini S, Atanasio S, Zaina F, et al. Rehabilitation of adolescent idiopathic scoliosis: results of exercises and bracing from a series of clinical studies. Europa Medicophysica-SIMFER 2007 Award Winner. Eur J Phys Rehabil Med. 2088;44(2):169-76.

15. Alves VL, Avanzi O. Objective assessment of the cardiorespiratory function of adolescents with idiopathic scoliosis through the six-minute walk test. Spine (Phila Pa 1976). 2009;34(25):E926-9.

16. Holm LS, Reitelseder TG, Pedersen S, et al. Changes in muscle size and MHC composition in response to resistance exercise with heavy and light loading intensity. J Appl Physiol. 2011;105:1454-61.

17. Vedantam R, Lenke LG, Keeney JA, et al. Comparison of standing sagittal spinal alignment in asymptomatic adolescents and adults. Spine (Phila Pa 1976). 1998;23:211-5.

18. Schanz A. Schule und skoliose. Jagrb F Kinderh. 1911;73:1.

19. Mac-Thiong JM, Berthonnaud E, Dimar JR 2nd, et al. Sagittal alignment of the spine and pelvis during growth. Spine (Phila Pa 1976). 2004;29:1642-7.

20. Vaz G, Roussouly P, Berthonnaud E, et al. Sagittal morphology and equilibrium of pelvis and spine. Eur Spine J. 2002;11:80-7.

21. Scheuermann HW. Kyphosis dorsalis juvenilis. Ugeskr Laeger. 1920;82:385-93.

22. Hensinger RN, Greene TL, Hunter LY. Back pain and vertebral changes simulating Scheuermann's Kyphosis. Spine. 1982;6:341-2.

23. An HS, Humphreys SC, Balderstorn R. Juvenile kyphosis. In: Herkowitz HN, Garfin SR, Balderstone RA, et al. The spine. 3th ed. Phyladelphia: Saunders; 1992. p. 485-99.

24. Wenger DR, Frick SL. Scheuermann kyphosis. Spine. 1999;24:2630-9.

25. Murray PM, Weinstein SL, Spratt KF. The natural history and long-term follow-up of Scheuermann kyphosis. J Bone Joint Surg Am. 1993;75:236-48.

Capítulo 9

Hérnias Discais

Luciano Antonio Nassar Pellegrino
Emília Cardoso Martinez

INTRODUÇÃO

A degeneração dos discos intervertebrais é extremamente comum e permanece como um dos principais problemas que acometem a coluna vertebral. Essa degeneração está associada a diversas situações clínicas como herniação discal, dor lombar recorrente, estenose do canal vertebral e instabilidades da coluna[1].

A hérnia discal é definida como um deslocamento anormal do disco de seu local habitual, isto é, o espaço intervertebral. Essa condição pode ocorrer em qualquer segmento da coluna, entretanto é mais frequente nos segmentos osteoarticulares de maior mobilidade, como se verá a seguir[2].

Neste capítulo é descrita a anatomia do disco intervertebral normal e seu funcionamento na biomecânica do esqueleto axial, bem como os mecanismos fisiopatológicos da doença discal, com suas possibilidades terapêuticas.

ANATOMIA

O disco intervertebral é constituído basicamente pelos mesmos componentes da cartilagem articular. Em sua composição molecular, há colágeno do tipo II, proteoglicanos, proteínas e água. O disco é formado por duas camadas, possui um anel fibroso (ânulo) de tecido fibrocartilaginoso que envolve um núcleo pulposo, material esse de consistência gelatinosa. O ânulo fibroso é constituído por várias camadas de fibras colágenas que se dispõem de forma concêntrica e são orientadas em 30° em relação à horizontal. Essa composição permite que o ânulo resista aos mais diferentes movimentos de torção, tensão e carga axial. O núcleo pulposo também possui fibras colágenas. Entretanto, essas são dispostas de forma irregular e frouxa e são associadas aos proteoglicanos e à água. Essa composição característica permite grande resistência à compressão axial, gerando certa mobilidade ao núcleo pulposo e permitindo que ele seja o principal responsável pela função de "amortecedor" do disco intervertebral. Um núcleo pulposo sadio é constituído de aproximadamente 70% de água[1,2].

O disco intervertebral é o maior tecido avascular do corpo humano adulto. As células em seu interior são alimentadas por difusão através da placa intervertebral. Já na área mais externa do ânulo fibroso, os nutrientes são obtidos de vasos sanguíneos dos tecidos moles em sua periferia. Uma das explicações da degeneração discal é a redução natural no transporte desses nutrientes ao passar dos anos. Estudos angiográficos e epidemiológicos pós-morte indicaram que insuficiência vascular à coluna lombar, decorrente de lesões ateromatosas na aorta abdominal, pode ser um fator etiológico da doença discal degenerativa. A rede capilar responsável pela nutrição do disco intervertebral pela placa vertebral é reduzida significativamente após a primeira década de vida, época em que os primeiros sinais de degeneração discal podem ficar evidentes[3].

A inervação do disco intervertebral também é escassa. As terminações nervosas normalmente só atingem a camada mais externa do ânulo fibroso, deixando a camada interna e o núcleo pulposo sem inervação. Em contraste, os ligamentos longitudinais anterior e posterior são ricamente inervados e podem gerar dor se comprimidos por uma eventual herniação discal[2].

Existem dois tipos de nomenclatura utilizados para a nomeação dos discos, que podem receber o nome com base no nível vertebral imediatamente cefálico (por exemplo, o disco L5 é imediatamente caudal à vértebra L5) ou, então, ser nomeado pelo intervalo entre os níveis vertebrais (por exemplo, o disco L4-L5 está entre as vértebras L4 e L5)[4].

HISTÓRIA NATURAL DA DOENÇA

O disco intervertebral é a estrutura que demonstra alterações degenerativas mais precoces do que qualquer outro tecido no corpo humano. O processo de desidratação discal é contínuo e progressivo com a idade[5].

Os sintomas dolorosos da doença discal estarão presentes em algum momento da vida adulta em até 80% dos pacientes. Atualmente, essa é a principal causa de consulta com afastamento do trabalho[6]. Felizmente, dentro de três meses do início dos sintomas, 95% dos pacientes voltam ao seu emprego habitual. Além disso, a probabilidade de retorno ao trabalho diminui de acordo com a duração dos sintomas. Após dois anos de afastamento laboral, menos de 2% dos pacientes retornarão. Portanto, são de extrema importância o diagnóstico e o tratamento precoces da doença discal degenerativa[2,6].

Embora possa parecer que todos os discos intervertebrais estarão degenerados com a idade, o grau e a velocidade dessa degeneração podem variar significativamente de indivíduo para indivíduo[1]. As razões para essa variabilidade não são totalmente conhecidas. Sabe-se que a degeneração do disco ocorre em parte por uma nutrição insuficiente, fatores mecânico-traumáticos, tabagismo e predisposição genética e hormonal[6].

A partir do momento que se inicia o processo de degeneração discal, há progressiva fibrilação e pequenas rupturas em seu ânulo fibroso. O processo de desidratação do disco ocorre simultaneamente e altera a mecânica da articulação facetária. Essas alterações em conjunto determinam estenose progressiva dos foramens neurais e do canal vertebral (Fig. 9.1). Portanto, a dor axial, presente na coluna vertebral no início do processo degenerativo, pode evoluir rapidamente para dor radicular para os membros e até para claudicação neurogênica à medida que há compressão dos elementos neurais[3].

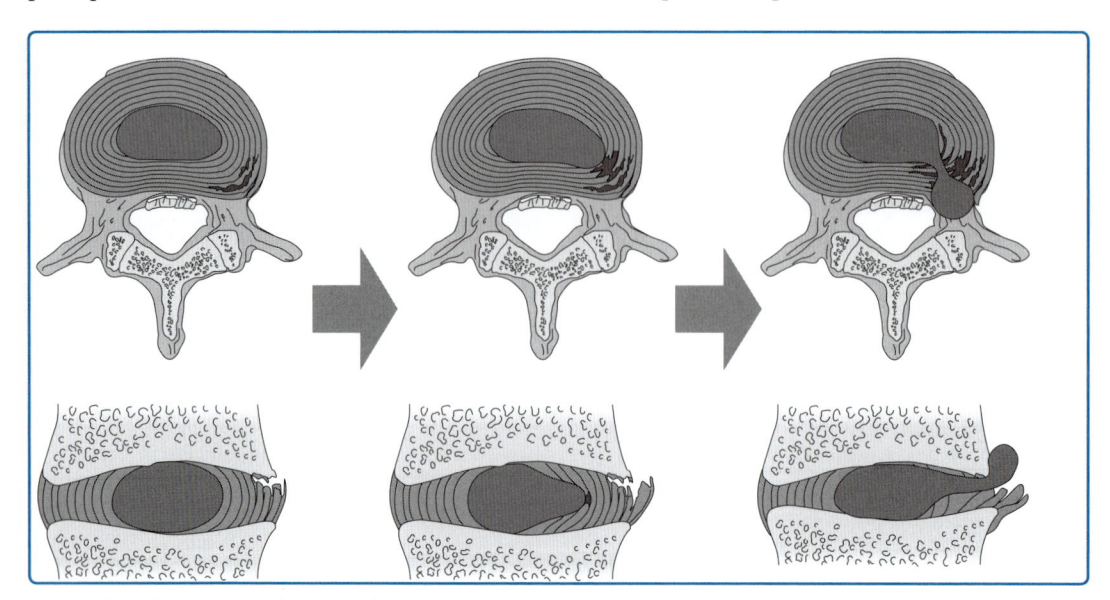

Fig. 9.1. Desenho esquemático do processo de degeneração discal com a progressiva rotura anular e herniação do núcleo pulposo.

Yong-Hing e Kirkaldy-Willis[7] classificaram a degeneração do disco intervertebral em três estágios:

1. Disfunção
2. Instabilidade
3. Estabilização

A fase inicial de disfunção está presente em indivíduos jovens entre 15 e 30 anos. Nessa fase os primeiros sinais de fibrilação do ânulo fibroso e desidratação do núcleo pulposo estão presentes, sem, no entanto, levar à ruptura do ânulo ou herniação discal. O sintoma mais comum é dor axial mecânica e sem irradiação. Já na fase de instabilidade, os processos de herniação discal e instabilidade do espaço discal tornam-se frequentes. O núcleo pulposo pode herniar abaulando o ânulo fibroso, ou até mesmo rompendo-o e sofrendo extrusão para o canal vertebral. A fase de instabilidade geralmente ocorre na faixa etária dos 30 aos 60 anos. A terceira e última fase é mais prevalente em indivíduos após os 60 anos e caracteriza-se por progressiva estabilização da unidade vertebral. O disco degenera-se progressivamente, tornando-se rígido e calcificado. Nessa fase raramente há casos de herniações de disco, e problemas de estenose do canal vertebral por osteofitose e espondilose são mais frequentes.

É interessante observar que as três fases descritas se sobrepõem, isto é, não há uma idade fixa para o término de uma e o início da outra. Portanto, pode haver exceções na apresentação clínica de cada uma.

Para facilitar o estudo, as hérnias discais serão divididas de acordo com sua localização em: hérnia de disco cervical, torácica e lombar.

HÉRNIA DE DISCO CERVICAL

Para uma correta compreensão da patologia cervical, é fundamental entender a anatomia normal da região cervical.

A coluna cervical é composta por sete vértebras, cada uma possuindo cinco articulações. As duas primeiras vértebras (atlas e áxis) possuem anatomia distinta e raramente estão envolvidas no processo degenerativo discal. Os corpos vertebrais subaxiais, isto é, de C3 a C7, são os mais frequentemente envolvidos na doença discal. A curva lordótica fisiológica que está presente na coluna cervical é mantida principalmente pela configuração dos discos intervertebrais. Esses têm espessura maior na região anterior do espaço intervertebral, o que mantém a lordose fisiológica. Além de manterem a curvatura normal da coluna cervical, os discos intervertebrais têm papel fundamental na manutenção do movimento entre os corpos vertebrais e na distribuição das cargas axiais na coluna vertebral[8].

A desidratação do disco cervical resulta primeiramente em perda de altura do espaço discal. Essa perda de altura é mais significativa no espaço anterior do disco, pois é onde se concentra grande parte do impacto cervical. O efeito dessa alteração determina perda progressiva da lordose cervical fisiológica. À medida que o espaço discal colapsa, a coluna cervical torna-se progressivamente cifótica e o disco tende a se herniar posteriormente para o canal vertebral ou forame neural. Além disso, o colapso da altura da coluna anterior leva à deformação do ligamento amarelo para dentro do canal vertebral, limitando ainda mais o espaço para as estruturas nervosas[8,9] (Fig. 9.2).

A hérnia de disco cervical é mais comum em homens, na proporção de 1,4 para 1. Os principais fatores de risco são levantamento frequente de peso no trabalho, tabagismo e esportes de impacto para a coluna cervical e crânio. Os níveis mais frequentemente acometidos são C5-C6 e C6-C7, respectivamente. A hérnia de disco cervical é a segunda em frequência, atrás apenas da hérnia de disco lombar[10].

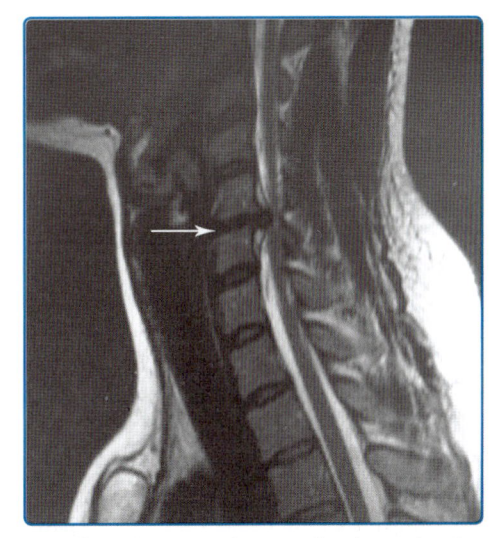

Fig. 9.2. Ressonância magnética sagital evidenciando volumosa hérnia discal C5-C6.

Quadro clínico

Os sintomas da doença discal cervical podem ser somente dor cervical, radiculopatia, mielopatia, ou sintomas mistos combinados. A avaliação clínica de um paciente com doença degenerativa cervical requer correta interpretação das queixas clínicas, exame minucioso e exames complementares adequados. Deve-se obter uma descrição completa dos sintomas, incluindo o início, qualidade e localização da dor, bem como fatores de melhora e piora[10].

O quadro doloroso localizado apenas na coluna cervical e sem irradiação pode ser decorrente apenas do disco degenerado, porém muitas vezes existe uma combinação de dor muscular, miofascial, ligamentar, entre outras. A correta localização da dor nesses casos nem sempre é possível de forma precisa. Para diferenciar as várias fontes potenciais de dor cervical, deve-se estabelecer se os sintomas são de origem mecânica (aumenta com atividade e diminui com o repouso) ou não mecânica (sem alívio com mudanças de posição). Dor cervical não mecânica pode estar relacionada a lesões neoplásicas ou infecciosas. A dor de origem discogênica é exacerbada com a movimentação, principalmente movimentos de flexoextensão e rotação para o lado mais acometido[2,8].

Os sintomas de dor irradiada, ou radicular, frequentemente se estendem aos membros superiores e região proximal do tórax. Nesses casos, além da dor radicular, pode haver uma combinação de sintomas sensitivos (disestesias, parestesias, hipoestesias, anestesia) e até motores (paresias, paralisias). Os sintomas podem ser agravados ou aliviados por vários testes provocativos. Tipicamente, os pacientes referem aumento da dor com manobras de Valsalva e compressão axial da cabeça. No acometimento radicular evidente, frequentemente há diminuição ou abolição dos reflexos tendinosos profundos (bicipital, estilorradial e tricipital). A radiculopatia cervical geralmente é intermitente, isto é, há períodos de agudização e melhora. O componente herniário do disco responsável pela provocação da radiculopatia frequentemente é centro-lateral ou foraminal, e os sintomas acometem apenas um lado[2,8].

As síndromes radiculares cervicais podem ser bem definidas de acordo com a localização da hérnia de disco. A localização da hérnia de disco

que determina radiculopatia é centro-lateral em mais de 80% dos casos. Nessa localização está a emergência da raiz descendente do respectivo nível discal. Por exemplo, hérnias de disco C4-C5 frequentemente acometem a raiz nervosa de C5, e assim por diante[11].

Portanto, a determinação do nível acometido pela hérnia de disco pode ser adequadamente realizada pela história clínica e o exame físico do paciente (Tabelas 9.1 a 9.4).

Tabela 9.1. Radiculopatia C5, indicativa de hérnia de disco C4-C5

Compressão da raiz de C5	
Déficit sensitivo	Lateral do braço e cotovelo
Déficit motor	Deltoide e bíceps
Reflexo	Bíceps

Tabela 9.2. Radiculopatia C6, indicativa de hérnia de disco C5-C6

Compressão da raiz de C6	
Déficit sensitivo	Lateral do antebraço, polegar e indicador
Déficit motor	Bíceps, extensores radiais longo e curto do carpo
Reflexo	Bíceps e estilorradial

Tabela 9.3. Radiculopatia C7, indicativa de hérnia de disco C6-C7

Compressão da raiz de C7	
Déficit sensitivo	Dedo médio
Déficit motor	Tríceps, flexor radial do carpo, flexores dos dedos
Reflexo	Tríceps

Tabela 9.4. Radiculopatia C8, indicativa de hérnia de disco C7-T1

Compressão da raiz de C8	
Déficit sensitivo	Dedo anular e mínimo, borda ulnar da palma
Déficit motor	Músculos interósseos, flexores dos dedos, flexor ulnar do carpo
Reflexo	Nenhum

Em casos de mielopatia cervical, deve haver compressão medular central pela hérnia discal. Nesses casos, os sintomas podem ser muito variados. A dor geralmente é mal localizada, podendo ser bilateral e inespecífica. O tônus muscular está frequentemente aumentado, decorrente de espasticidade e acometimento do sistema piramidal. Os reflexos tendinosos profundos, que estavam diminuídos ou abolidos na radiculopatia, encontram-se exaltados[2,6]. Os sintomas sensitivos não obedecem a um dermátomo específico e frequentemente há alteração significativa na marcha do paciente (marcha atáxica). O distúrbio da marcha pode ser uma queixa no início da apresentação. Os pacientes descrevem tropeços insidiosos e lentamente progressivos. A fraqueza nas mãos se manifesta principalmente por força de preensão diminuída e dificuldade em completar atividades rotineiras como abotoar uma camisa ou escrever. Sinais de liberação piramidal como Hoffman e Babinski frequentemente estão presentes nesses casos[2,9].

Diagnóstico diferencial

Diversas condições podem mimetizar o quadro clínico da hérnia de disco cervical, como lesões neoplásicas em região cervical e torácica, síndrome do desfiladeiro torácico, lesões tendinosas nos ombros, neuropatias compressivas periféricas, doenças reumatológicas, entre outras. Nesses indivíduos é muito importante observar por sinais objetivos de radiculopatia, pois muitas vezes outras condições podem estar associadas[2].

HÉRNIA DE DISCO TORÁCICA

As hérnias de disco torácicas são extremamente raras, representando apenas 0,25% a 0,75% do total de hérnias de disco. Essa baixa prevalência é em virtude da relativa estabilidade do segmento vertebral torácico, pois a caixa torácica determina menor mobilidade e estresse aos discos intervertebrais[3,6].

A prevalência também é maior no sexo masculino (1,5:1), acometendo principalmente indivíduos entre a quarta e a sexta década de vida. A história natural da herniação discal torácica não é bem compreendida, pois os novos métodos diagnósticos têm identificado aumento na prevalência de hérnia de disco em pacientes assintomáticos. Em termos cirúrgicos, a discectomia torácica é responsável por menos de 2% de todas as cirurgias de hérnia de disco sintomática[3,6].

A localização mais frequente da hérnia de disco torácica é no espaço T11-T12 e T12-L1, isto é, na transição toracolombar, onde há maior mobili-

dade. Ao contrário da hérnia de disco cervical, a herniação no nível torácico geralmente é central[1,2].

Quadro clínico

Os sintomas associados à hérnia de disco torácica são muito variados. Os sinais de sintomas dependerão da localização do componente herniário. Como na maioria dos casos a hérnia é central, esses pacientes podem se apresentar já na fase aguda com quadro de mielopatia e alterações na marcha. Em pacientes em que a herniação é mais lateral e foraminal, a compressão radicular determina dor intercostal ou alterações sensitivas no dermátomo específico. Hérnias de disco nos níveis torácicos mais caudais podem levar à dor na região inguinal e até mesmo causar incontinência esfincteriana se acometerem o cone medular ou cauda equina[2,12].

Existem basicamente dois padrões de acometimento clínico em pacientes com hérnia de disco torácica. O primeiro ocorre em pacientes jovens, após algum tipo de trauma; os sintomas de dor em coluna torácica são agudos e rapidamente se desenvolve quadro de mielopatia. O segundo padrão é o mais frequente, ocorrendo em indivíduos entre a quarta e a sexta década, com início insidioso de dor torácica e sintomas de compressão medular que se desenvolvem lentamente devido ao processo degenerativo[2]. A progressão cronológica mais característica é o desenvolvimento de dor seguida de distúrbios sensitivos, fraqueza e, finalmente, disfunção esfincteriana. A maioria desses pacientes não evolui além dos sintomas dolorosos e melhora espontaneamente[6].

Diagnóstico diferencial

O diagnóstico diferencial da hérnia de disco torácica inclui lesões tumorais torácicas, espondilite anquilosante, fraturas, herpes-zóster, infecções, neurite intercostal, cardiopatias isquêmicas, problemas abdominais e distúrbios neurológicos do sistema nervoso central[2].

HÉRNIA DE DISCO LOMBAR

A hérnia de disco lombar é a mais frequente da coluna vertebral e acomete uma faixa etária mais jovem que a hérnia torácica. Caracteristicamente, os pacientes encontram-se entre a terceira e a quarta década de vida. A localização mais frequente é L4-L5, seguida por L5-S1[5,13] (Figs. 9.3 e 9.4).

Existem fatores de risco bem estabelecidos em sua fisiopatologia, como sedentarismo, longos períodos na posição sentada, gestação, tabagismo, trabalhos braçais e halterofilismo[7].

É consenso que a hérnia de disco lombar tem prognóstico favorável em mais de 80% dos pacientes, isto é, resolução espontânea sem nenhuma intervenção terapêutica[14].

A maioria das herniações discais lombares diminui de tamanho com o tempo. Hérnias maiores tendem a regredir mais, provavelmente por causa do grande conteúdo de água presente nesses discos. A diminuição do componente herniário ocorre quando há desidratação e o material é reabsorvido por mediadores inflamatórios e imunológicos locais[2,11,15].

Quadro clínico

A maioria dos pacientes refere início da dor lombar ou ciática relacionada a algum evento traumático. A anamnese detalhada geralmente revela episódios intermitentes de dor lombar crônica e irradiação para os membros inferiores[5].

Na fase aguda de dor, pode haver espasmo da musculatura paravertebral determinando dificuldade em movimentos de flexoextensão e torção do tronco. O equilíbrio coronal e sagital frequentemente encontra-se alterado, podendo haver deformidades antálgicas em escoliose e retificação da lordose lombar. Com a melhora do quadro, o espasmo muscular regride e as deformidades podem tornar-se resolutivas. Os sintomas radiculares nessa região podem ser combinados ou bem característicos nas raízes mais frequentemente acometidas[16] (Tabelas 9.5 a 9.7).

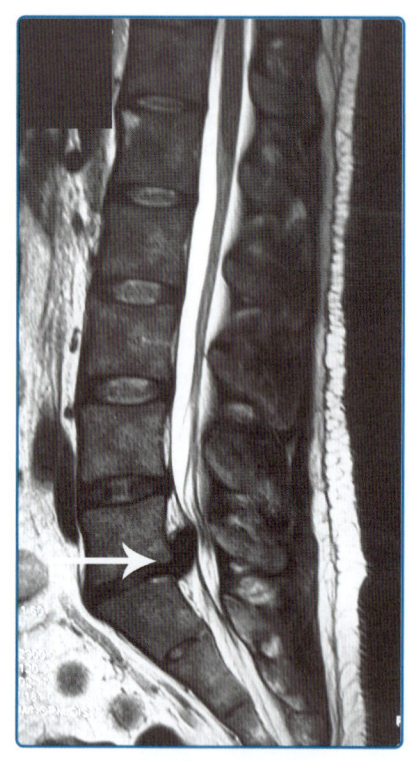

Fig. 9.3. Ressonância magnética da coluna lombossacra. Corte sagital evidenciando volumosa hérnia de disco L5-S1.

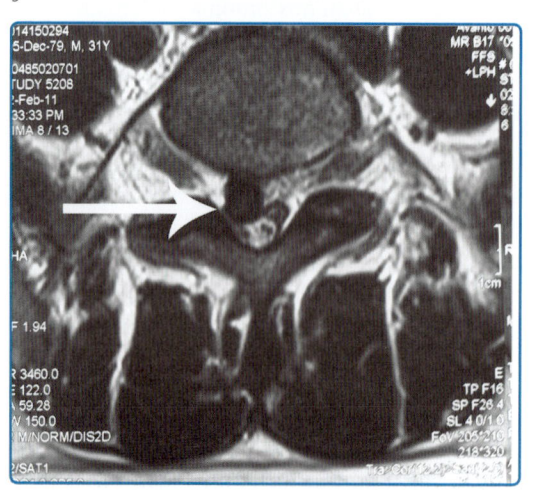

Fig. 9.4. Corte axial evidenciando componente herniário posterolateral direito em L5-S1.

Tabela 9.5. Radiculopatia L4, indicativa de hérnia de disco L3-L4

Compressão da raiz de L4	
Déficit sensitivo	Coxa posterolateral, joelho anterior e perna medial
Déficit motor	Quadríceps, adutores do quadril
Reflexo	Patelar

Tabela 9.6. Radiculopatia L5, indicativa de hérnia de disco L4-L5

Compressão da raiz de L5	
Déficit sensitivo	Perna anterolateral, dorso do pé e hálux
Déficit motor	Extensor longo do hálux, glúteo médio, extensores dos dedos
Reflexo	Tibial posterior

Tabela 9.7. Radiculopatia S1, indicativa de hérnia de disco L5-S1

Compressão da raiz de S1	
Déficit sensitivo	Maléolo lateral, pé lateral, calcanhar e quarto espaço interdigital
Déficit motor	Fibulares, gastrocnêmio-sóleo, glúteo máximo
Reflexo	Calcâneo

O sinal de Lasègue frequentemente é positivo, indicando radiculopatia lombar baixa. Esse sinal é realizado com o paciente em decúbito dorsal, flexão do quadril a 90° e extensão da perna entre 35° e 70°. Uma dor característica em coluna lombar com irradiação obrigatoriamente distal ao joelho determina um teste positivo, indicando acometimento radicular abaixo de L4. Outro sinal útil na abordagem clínica é o desenvolvimento de dor na perna contralateral após a manobra de Lasègue, sendo considerada como patognomônica de hérnia de disco lombar[7,16].

Em apresentações crônicas, ou negligenciadas, pode haver hipotrofia muscular assimétrica característica nos membros inferiores[16].

Da mesma forma que observado na região cervical, a hérnia de disco lombar é de localização posterolateral na maioria dos casos. Como consequência, o componente herniário determina compressão na raiz descendente ao espaço discal respectivo. Um exemplo é a hérnia de disco L4-L5, responsável por mais de 95% das rupturas discais lombares, que determina compressão radicular L5[2,6].

Diferentemente das regiões cervical e torácica, a hérnia de disco lombar nunca se apresenta com quadro de mielopatia. Os sintomas serão sempre radiculares, pois nesse segmento do canal vertebral estão presentes apenas raízes da cauda equina[13].

A herniação maciça de um disco lombar para dentro do canal vertebral pode comprometer todo o seu diâmetro, levando à compressão de várias raízes em conjunto, o que determina quadro da síndrome da cauda equina. A síndrome da cauda equina, uma emergência cirúrgica, é uma combinação de anestesia perineal "em sela", arreflexia calcânea bilateral e incontinência esfincteriana[5,7].

Hérnias de disco lombar mais altas (L1, L2 e L3) são mais raras e frequentemente os pacientes referem dor na coxa anterior. Nesses casos, o teste de estiramento do nervo femoral pode ser útil. Esse teste é realizado com o paciente em decúbito ventral, estendendo agudamente o membro inferior. No teste positivo, o paciente vai referir alteração dolorosa ou de sensibilidade irradiada para a coxa anterior[6].

Diagnóstico diferencial

O diagnóstico diferencial da hérnia de disco lombar é grande. Diversas patologias podem mimetizar seus sintomas, levando à dor lombar ou nos membros inferiores. Condições extrínsecas como doenças vasculares, doenças gastrointestinais e urogenitais frequentemente levam à dor lombar ou irradiada. Entre essas patologias também estão as da coluna vertebral, como fraturas, doenças musculares, tumores, infecções, doenças neurológicas e estenose degenerativa[2,15].

É de fundamental importância um exame clínico preciso e cuidadoso, pois há alta incidência de exames complementares positivos para hérnia de disco lombar em pacientes com dor lombar causada por outra condição[3,17].

Exames complementares

Os exames complementares no quadro de hérnia de disco devem ser solicitados após uma história compatível de dor associada ou não a um quadro neurológico. As radiografias simples são os primeiros exames recomendados nesses indivíduos, pois, apesar de seu uso limitado no diagnóstico, podem demonstrar sinais indiretos de acometimento discal como colapso do espaço intervertebral, área de instabilidade vertebral (espondilolistese) e alterações das curvas fisiológicas no plano coronal e sagital (Fig. 9.5). As radiografias também são úteis para demonstrar outras patologias do diagnóstico diferencial como infecção, neoplasias e malformações vertebrais. Radiografias oblíquas e dinâmicas em flexão e extensão também são importantes para determinar fraturas da *pars interarticularis* ou alguma instabilidade oculta[2,6,11].

A mielografia e a tomografia para o diagnóstico das hérnias discais atualmente caíram em desuso com o advento da ressonância magnética[2].

A ressonância magnética da coluna atualmente é o exame padrão-ouro para o diagnóstico, tratamento e prognóstico das hérnias discais. Ela

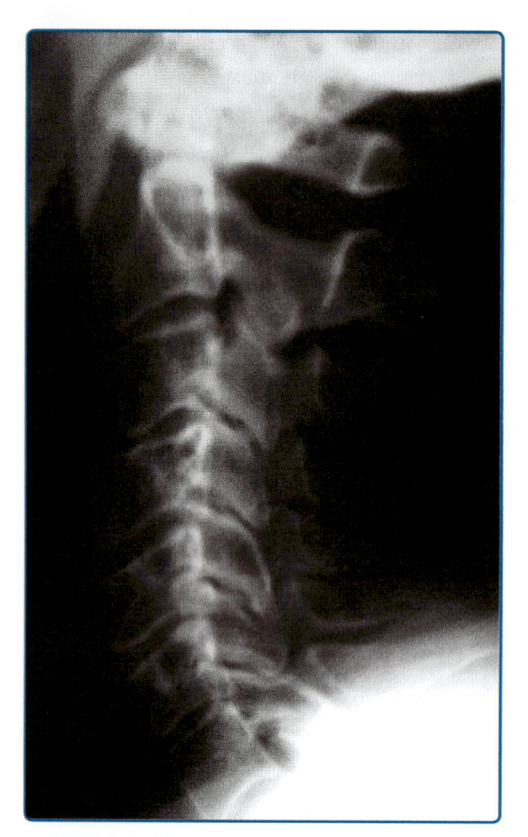

Fig. 9.5. Radiografia da coluna cervical em perfil demonstrando diminuição do espaço discal em vários níveis e retificação da lordose fisiológica.

proporciona as melhores imagens dos elementos neurais, da estrutura interna do disco, bem como as lacerações de seu ânulo fibroso. É muito pouco provável que um disco seja a fonte de dor se o sinal na ressonância magnética está normal e o disco, hidratado. As principais alterações que devem ser pesquisadas na ressonância são o nível de hidratação do disco, sua altura, seus limites em relação às estruturas neurológicas e as alterações degenerativas da placa vertebral[2,6,17].

Uma diminuição de sinal dentro do disco intervertebral nas imagens ponderadas em T2 na ressonância magnética é a alteração mais precoce e frequente com a desidratação discal. A simples observação de um disco escuro, mas com altura mantida, não determina que essa é realmente a fonte de dor. Aproximadamente, 30% dos indivíduos assintomáticos apresentam tal alteração na ressonância magnética[9,16,17].

A discografia é um teste diagnóstico para avaliação da integridade do disco intervertebral. Embora haja muita controvérsia em seu uso na literatura, ela é considerada o único método disponível atualmente para o diagnóstico da dor de origem discogênica. A avaliação é feita utilizando uma injeção de fluido contrastado intradiscal. A reprodução dos sintomas dolorosos pelo paciente durante a injeção é indicativa de dor discogênica. Para o teste ser positivo, a localização da dor deve ser concordante com o disco testado e, também, um disco controle injetado deve ser negativo. Acredita-se que as fissuras radiais do disco sejam as responsáveis pela produção de dor durante a discografia[2].

TRATAMENTO CONSERVADOR

Para o adequado tratamento da hérnia de disco, todas as informações disponíveis sobre a história clínica, o exame físico e os exames complementares devem ser utilizadas em conjunto[18-20].

Na maioria dos pacientes, os sintomas podem ser controlados com anti-inflamatórios não esteroides, analgésicos simples e relaxantes musculares. Analgésicos opioides mais potentes podem ser necessários nos primeiros dias do quadro doloroso. Corticosteroides por via oral ou intramuscular podem ser utilizados por curto período em alguns casos de radiculopatia persistente. O uso de corticosteroides epidurais também tem papel importante no controle da radiculopatia e muitas vezes permite a correta localização da fonte de dor por meio de injeções transforaminais seletivas. Algumas drogas antiepilépticas como gabapentina e antidepressivos tricíclicos, como amitriptilina, são comumente utilizadas para tratar o componente neuropático da dor associado com hérnias de disco[11,14,18,21,22].

Na fisioterapia existe grande variabilidade de escolhas para intervenções, indicando certo grau de incerteza sobre as estratégias ideais para cada paciente. A literatura científica muitas vezes se mostra contraditória, principalmente em pesquisas que a amostra de indivíduos é generalizada. Nosso objetivo não é criticar metodologicamente os estudos realizados, mas demonstrar a melhor evidência científica, até o momento, para predizer com menor incerteza a escolha da intervenção, tentando tornar a terapêutica cada vez mais específica e, consequentemente, mais efetiva.

O reconhecimento da inadequação do modelo utilizado para patologias da coluna lombar levou ao desenvolvimento de métodos alternativos para a classificação. Uma das alternativas propostas para homogeneizar os indivíduos foi classificá-los em subgrupos dentro da mesma patologia. No decorrer deste item, temos a intenção de elucidar os tratamentos utilizados para pacientes com comprometimento na coluna lombar e cervical, dividindo-os em subgrupos específicos.

O sucesso do tratamento conservador não pode ser mensurado em grupos heterogêneos. Para uma mesma patologia, existem quadros clínicos distintos, logo existem tratamentos distintos que não são dependentes do diagnóstico, e sim dos sintomas e dos déficits apresentados por cada indivíduo. Na maioria dos casos, os pacientes são grosseiramente classificados como tendo lombalgia ou cervicalgia e são abordados de maneira igualmente genérica. Analgesia, repouso, correções posturais e alongamentos inespecíficos são utilizados respeitando apenas a condição de dor e a tolerância do paciente.

É consenso na literatura que as indicações para o tratamento conservador da hérnia de disco são na ausência de déficit neurológico progressivo, na ausência de síndrome da cauda equina ou na mielopatia. Portanto, o tratamento não cirúrgico é o padrão inicial para a maioria dos pacientes com dor axial ou até mesmo radicular[23].

As tendências recentes para tratamento de lombalgia e cervicalgia têm se baseado em novas classificações e agrupamentos de indivíduos com sinais e sintomas semelhantes. Em 1995, Delitto et al.[24] propuseram um sistema de classificação destinado a direcionar o tratamento de pacientes com dor lombar. Cada paciente pode ser classificado e identificado pelos sinais e sintomas apresentados, sendo abordados por estratégias de intervenção diferentes, mais específicas e eficientes de acordo com sua classificação. O sistema foi baseado em experiência clínica e em evidências científicas disponíveis até o momento[25,26]. A mesma proposta de homogeneizar os grupos também foi realizada em pacientes com cervicalgia, em 2004, por Childs et al.[27].

Delitto et al.[24] e Childs et al.[27] têm propostas semelhantes, quais sejam homogeneizar em subgrupos duas condições totalmente heterogêneas, visando a um tratamento mais específico baseado na maior evidência científica disponível.

A dor lombar é uma condição heterogênea, e os resultados do tratamento podem melhorar significativamente quando as alterações clínicas relevantes são consideradas inicialmente para orientar a terapêutica. A classificação correta e o tratamento pelo sistema de subgrupos, no momento, têm mostrado evidências favoráveis à sua utilização[24-28]. Para o tratamento de dor lombar, há uma divisão nos seguintes subgrupos:

- Manipulação;
- Estabilização;
- Exercícios específicos (flexão, extensão e inclinação lateral);
- Tração.

Diversos ensaios clínicos randomizados comprovam que a manipulação da coluna vertebral é mais eficaz que o tratamento com placebo, porém algumas pesquisas são controversas e descrevem que a manipulação não se mostra mais eficaz do que outros tratamentos[19,29].

Após a divisão e a classificação em subgrupos proposta por Delitto et al.[24], conseguimos homogeneizar os indivíduos para realizar uma abordagem mais específica, encontrando melhora em cerca de 97% dos pacientes submetidos à manipulação. Porém, para apresentar esse sucesso, foi necessária uma classificação inicial, uma triagem, antes da manipulação, para isso devendo-se obedecer a alguns critérios. Quando os pacientes apresentavam pelo menos quatro critérios (Tabela 9.8), demonstravam maior chance de sucesso quando manipulados; por outro lado, os pacientes que apresentavam dois ou menos desses critérios não respondiam tão bem ao tratamento, e o sucesso não era tão absoluto; somente 9% dos pacientes apresentariam melhora dos sintomas[25-28].

Há décadas vêm sendo discutidos conceitos como "imobilizar" pacientes com dor lombar. Uma abordagem comum dos profissionais de saúde

Tabela 9.8. Critérios para avaliação da resposta a tratamento com manipulação vertebral

Manipulação	• Sem sintomas distais para o joelho
	• Início recente de sintomas (< 16 dias)
	• Pontuação baixa no teste de FABQW – *Avoidance Beliefs Questionnaire – Work Subscale* (< 19)
	• Hipomobilidade da coluna lombar
	• Rotação interna do quadril ADM (> 35° para pelo menos um quadril)

Adaptada de: Fritz *et al.*[28].

consiste em contraindicar atividades que provoquem dor, por medo de que elas agravem o dano às estruturas da coluna vertebral, o que gera, em longo prazo, um estado de "descondicionamento progressivo", podendo o indivíduo tornar-se incapaz de engajar-se em atividades cotidianas[29].

Pesquisas recentes demonstram uma perspectiva diferente, enfatizando a importância da musculatura da coluna vertebral na manutenção e restauração da estabilidade. Deve-se, então, mudar o foco da reabilitação de imobilização para estabilização[23,26,28].

A Tabela 9.9 demonstra os critérios utilizados para enquadrar os indivíduos nesse subgrupo.

Tabela 9.9. Critérios para iniciar programa de estabilização em pacientes com dor lombar

Estabilização	• Idade jovem (<40 anos) • Grande flexibilidade geral (média de elevação da perna reta ADM > 91°) • Instabilidade ou movimentos aberrantes durante a flexão/extensão de lombar • Achados positivos para o teste de instabilidade em prono

Adaptada de: Fritz et al.[28].

A existência de pacientes que respondem a exercícios repetidos foi popularizada por McKenzie décadas atrás[9]. A presença de centralização da dor, ou seja, diminuição da área referida ou irradiada de dor, foi um dos critérios de classificação para esse subgrupo. A premissa básica defendida para o tratamento de pacientes desse subgrupo é utilizar a repetição dos movimentos que causam centralização da dor até a eliminação dos sintomas[25,28,29]. A Tabela 9.10 demonstra os critérios utilizados para enquadrar os indivíduos nesse subgrupo.

Tabela 9.10. Critérios para iniciar programa de estabilização em pacientes com dor lombar do tipo centralizada

Exercícios específicos	
Extensão	• Sintomas distais às nádegas • Sintomas centralizados com extensão lombar • Sintomas se tornam periféricos com flexão lombar • Preferência direcional para extensão
Flexão	• Idade mais avançada (> 50 anos) • Preferência direcional para flexão • Imagem de evidência de estenose de espinha lombar
Inclinação	• Desvio de ombros relativo a pélvis visível em plano frontal • Preferência direcional para translação lateral de movimentos da pelve

Adaptada de: Fritz et al.[28].

O tratamento por meio de tração permanece controverso na literatura. Uma metanálise de quatro estudos clínicos controlados e randomizados demonstrou algum benefício da terapia de tração comparado ao placebo[26]. A revisão da Cochrane em 2005 concluiu que a tração provavelmente não é efetiva no controle da dor em relação ao tratamento com placebo nas hérnias de disco lombar[20].

Embora não houvesse forte indício que apoiasse a hipótese de que existe um subgrupo de pacientes que se beneficiasse com tração, foi proposto um tratamento específico para indivíduos com sintomas de compressão de raiz nervosa e que não apresentam centralização dos sintomas[25,26,28]. A Tabela 9.11 demonstra os critérios utilizados para enquadrar os indivíduos nesse subgrupo.

Tabela 9.11. Critérios para iniciar programa de estabilização em pacientes com compressão de raiz nervosa sem centralização de sintomas

Tração	• Sinais e sintomas de compressão de raiz nervosa • Sem movimentos centralizados

Adaptada de: Fritz et al.[28].

Para elucidar melhor como se pode abordar cada subgrupo, segue a Tabela 9.12 adaptada de Fritz[28] et al., na qual há os objetivos principais da terapêutica de cada subgrupo. A Tabela 9.12 é dividida em classificação segundo o critério de subgrupos e o procedimento de intervenção utilizado. Não existem protocolos nem manuais indicando o modo de realizar cada exercício, cada manipulação, então o fisioterapeuta deve utilizar os recursos e conhecimentos disponíveis da maneira mais específica possível, respeitando os limiares de cada indivíduo.

As estratégias para os indivíduos classificados com comprometimento cervical propostas por Childs et al.[27] e Fritz e Bennan[30] são semelhantes àquelas já utilizadas na coluna lombar. A quantidade de ensaios clínicos é menor em comparação com as da coluna lombar, porém as evidências disponíveis até o momento demonstram grande superioridade de resultados quando utilizada a classificação em subgrupos e em relação ao modelo convencional.

Tabela 9.12. Intervenções propostas para cada classificação baseadas em evidências atualizadas

Classificação	Procedimento de intervenção
Manipulação	• Manipulação da região lombar e pélvica; exercícios de ADM ativa
Estabilização	• Promoção da contração isolada e da cocontração de musculatura estabilizadora profunda (multífido, transverso do abdome) • Fortalecimento da grande musculatura estabilizadora da coluna (eretores da coluna e oblíquos abdominais)
Exercícios específicos	
Extensão	• Exercícios de extensão no fim da ADM • Mobilização para promover extensão • Evitar atividades de flexão
Flexão	• Mobilização ou manipulação da coluna ou de extremidades inferiores • Exercícios para tratar déficit de força ou flexibilidade • Deambulação em esteira suportando o peso do corpo
Inclinação	• Exercícios para corrigir a inclinação unilateral
Tração	• Autotração ou tração mecânica

Adaptada de: Fritz *et al.*[28].

Foram segregados os seguintes grupos:
- Mobilidade;
- Centralização;
- Condicionamento ou aumento da tolerância para exercício;
- Controle de dor;
- Redução de enxaqueca.

Os pacientes são agrupados em um dos cinco subgrupos de acordo com suas características clínicas e são abordados por estratégias que possam melhorar o resultado do tratamento conservador (Tabela 9.13). Pesquisas recentes demonstram que os resultados são melhores quando os pacientes recebem intervenções correspondentes às suas classificações do que quando recebem intervenções aleatórias. No entanto, essa não é a solução mágica para todos os indivíduos, e mais ensaios clínicos precisam ser realizados para comprovar a real eficácia dessa classificação em subgrupos na coluna cervical[30,31].

Órteses e coletes devem ser evitados, por não apresentarem benefício documentado na literatura e também por poderem levar a quadro de maior hipotrofia muscular paravertebral[2,6].

Ao final do programa de fisioterapia, o paciente deve manter um programa regular de exercícios por conta própria, de forma a manter o resultado obtido e prevenir recidivas dolorosas. Um paciente com longa história de episódios de dor e espasmos ainda pode ter recidiva dos sintomas, porém, com a musculatura bem fortalecida e a mobilidade restaurada, esses episódios são mais raros e menos intensos[2,32].

Tratamento cirúrgico

O tratamento cirúrgico da hérnia de disco é considerado uma exceção, pois se sabe que a história natural dessa patologia é de autor-resolução dos sintomas com os meses. Estudos comparando pacientes submetidos a tratamento clínico e cirúrgico demonstram que, ao final de 24 meses, os resultados são semelhantes[3,5,6].

As indicações para intervenção cirúrgica de todas as hérnias de disco em geral são[5,7]:
- Falha do tratamento conservador durante um período de 6 a 12 semanas;
- Déficit neurológico progressivo;
- Síndrome da cauda equina;
- Mielopatia.

É importante que haja concordância clínica e radiológica antes de se indicar um tratamento cirúrgico, uma vez que vários discos podem estar acometidos nos exames de imagem e não estar causando a sintomatologia clínica do paciente[9,17].

Os tipos de cirurgias e suas respectivas indicações podem ser divididos de acordo com a localização da hérnia de disco, as características clínicas do indivíduo e a experiência do cirurgião[6].

Nas hérnias de disco cervical, a técnica cirúrgica consagrada até os dias atuais foi descrita por Smith e Robinson, em 1958, e apresenta alta taxa de sucesso, com mais de 90% de bons resultados. A abordagem cirúrgica da coluna cervical é realizada por via anterior, onde são possíveis o acesso direto ao disco, sua remoção completa (discectomia) e a artrodese intersomática com enxerto ósseo[2,8]. Entre as variações propostas, a cirurgia mais amplamente empregada atualmente é a substituição do disco intervertebral por uma gaiola ou *cage* contendo enxerto ósseo autólogo retirado da crista ilíaca do paciente. Atualmente, utiliza-se como suporte uma placa anterior com parafusos, o que permite

Tabela 9.13. Classificação em subgrupos e intervenções propostas

Classificação	Achados clínicos	Intervenção proposta
Mobilidade	• Sintomas de início recente • Sem sintomas radiculares em membros superiores • Amplitude de movimento reduzida em rotação lateral e/ou discrepância na inclinação • Sem sinais de compressão nervosa ou sintomas periféricos com movimentos da cervical	• Manipulação da coluna torácica e cervical • Exercícios com amplitude ativa
Centralização	• Presença de sintomas radiculares em membros superiores • Sinais de compressão nervosa • Diagnóstico de radiculopatia • Centralização ou periferização dos sintomas com movimento	• Tração mecânica ou manual • Movimentos repetitivos que causem centralização
Condicionamento ou aumento da tolerância para exercício	• Sintomas antigos • Pouca dor • Sem sinais de compressão nervosa • Sem centralização ou periferização da dor com movimento	• Exercícios de fortalecimento e resistência para a musculatura da cervical e membro superior • Exercício de condicionamento aeróbico
Controle de dor	• Muita dor • Sintomas muito recentes • Sintomas desencadeados por trauma • Sintomas referidos ou irradiados para o membro superior • Pouca tolerância ao exame físico e intervenções	• Movimentação suave dentro da amplitude de dor • Exercícios de amplitude de movimento toleráveis nas regiões adjacentes • Modificação de atividades para controlar a dor • Modalidades físicas podem ser necessárias
Redução de enxaqueca	• Enxaqueca unilateral com início precedido por dor cervical • Enxaqueca provocada por pressão na parte posterior da coluna cervical • Dor desencadeada por movimentação ou posições do pescoço	• Manipulação/mobilização da coluna cervical • Fortalecimento da musculatura cervical e músculos do membro superior • Reeducação postural

Adaptada de: Childs *et al.*[27].

maior estabilidade, não sendo necessário o uso de qualquer órtese ou colar pós-operatório. A escolha da via de acesso direita ou esquerda é um pouco controversa. O lado direito do pescoço é preferido por alguns cirurgiões destros, principalmente neurocirurgiões, por causa da facilidade de dissecção. Entretanto, há risco aumentado de lesão do nervo laríngeo recorrente. A exposição pela esquerda é mais difícil para o cirurgião destro, porém diminui o risco de lesão do nervo laríngeo recorrente. Essa última é preferida pelos ortopedistas[2,6,8].

Na coluna cervical existe, ainda, a opção de abordagem por via posterior. Nesses casos não há acesso direto ao disco intervertebral por causa da presença da medula espinhal. Entretanto, pode ser uma opção interessante em hérnias de disco mais laterais (foraminais e extraforaminais), onde pode ser realizada uma foraminotomia posterior, levando à descompressão indireta da raiz[2].

O tratamento cirúrgico das hérnias de disco torácico é extremamente raro, pois, além de serem herniações raras, é pouco frequente que tenham indicação cirúrgica. Entre as opções cirúrgicas, estão a costotransversectomia para hérnias laterais, a via de acesso anterior com toracotomia para hérnias centrais e os procedimentos endoscópicos minimamente invasivos. Após a discectomia adequada, o procedimento de artrodese é realizado com auxílio de enxerto de ilíaco ou mesmo de costela[2].

O tipo de cirurgia da hérnia de disco lombar é um dos mais controversos na literatura médica de cirurgia de coluna. Os procedimentos são muito variados, desde procedimentos minimamente invasivos percutâneos até a cirurgia aberta com artrodese 360°[5].

Existem cirurgias direcionadas apenas à remoção do disco herniado como discectomias simples, microdiscectomias, discectomias endoscópicas, cujo objetivo principal é o alívio da radiculopatia. Outra possibilidade é a adição de artrodese ao segmento acometido (fusão óssea), reservada para casos de instabilidade lombar ativa, estenoses e espondilolisteses associadas ou nos casos de necessidade de remoção dos elementos estabilizadores da coluna durante a discectomia (Fig. 9.6). A maioria das cirurgias de hérnia de disco lombar é realizada por via posterior, mas a artrodese pode ser executada de forma posterolateral, intersomática posterior, intersomática transforaminal, intersomática anterior ou extremo-lateral. A escolha da via de acesso é determinada pela localização da hérnia e pela experiência pessoal do cirurgião[2,5,6,15].

Independente do tipo de tratamento, as herniações discais lombares geralmente têm uma história natural favorável, com melhora ao longo do tempo, mas isso pode levar um a dois anos até atingir um platô funcional. Na ausência de síndrome da cauda equina ou déficit motor progressivo, a melhor indicação cirúrgica é a dor radicular refratária. O tipo de abordagem cirúrgica escolhida provavelmente contribui pouco para o sucesso do procedimento se uma descompressão radicular efetiva for realizada[5].

REFERÊNCIAS

1. Hadjipavlou AG, Tzermiadianos MN, Bogduk N, *et al.* The pathophysiology of disc degeneration: a critical review. J Bone Joint Surg Br. 2008;90(10):1261-70.

2. Herkowitz HN, Garfin SR, Eismont FJ, *et al.* Rothman-Simeone: the spine. 5th ed. Philadelphia: Sauders; 2006.

3. Chad DA. Disorders of nerve roots and plexuses. In: Bradley WG, Daroff RB, Fenichel GM, Jankovic J, editors. Neurology in clinical practice. 4th ed. Philadelphia: Elsevier; 2004.

4. Fardon DF, Milette PC; Combined Task Forces of the North American Spine Society, American Society of Spine Radiology, and American Society of Neuroradiology. Nomenclature and classification of lumbar disc pathology. Recommendations of the Combined task Forces of the North American Spine Society, American Society of Spine Radiology, and American Society of Neuroradiology. Spine (Phila Pa 1976). 2001;26(5):E93-113.

5. Rhee JM, Schaufele M, Abdu W. Radiculopathy and the herniated lumbar disc. J Bone Joint Surg Am. 2006.

6. Chapman MW. Chapman's orthopaedic surgery. 3rd ed. Philadelphia: Lippincott Williams & Wilkins; 2001.

7. Yong-Hing K, Kirkaldy-Willis WH. The pathophysiology of degenerative disease of the lumbar spine. Orthop Clin North Am. 1983;14(3):491-504.

8. Monahan JJ, Waite RJ. Cervical spine. In: Steinberg GG, Akins CM, Baran DT, editors. Orthopaedics in primary care. Baltimore: Lippincott Williams Wilkins; 1999.

9. Okada E, Matsumoto M, Ichihara D, *et al.* Aging of the cervical spine in healthy volunteers: a 10-year longitudinal magnetic resonance imaging study. Spine. (Phila Pa 1976). 2009;34(7):706-12.

10. Tong HC, Haig AJ, Yamakawa K. The Spurling test and cervical radiculopathy. Spine. 2002;27(2):156-9.

11. Guzman J, Haldeman S, Carroll LJ, *et al.* Clinical practice implications of the Bone and Joint Decade 2000-2010 Task Force on Neck Pain and

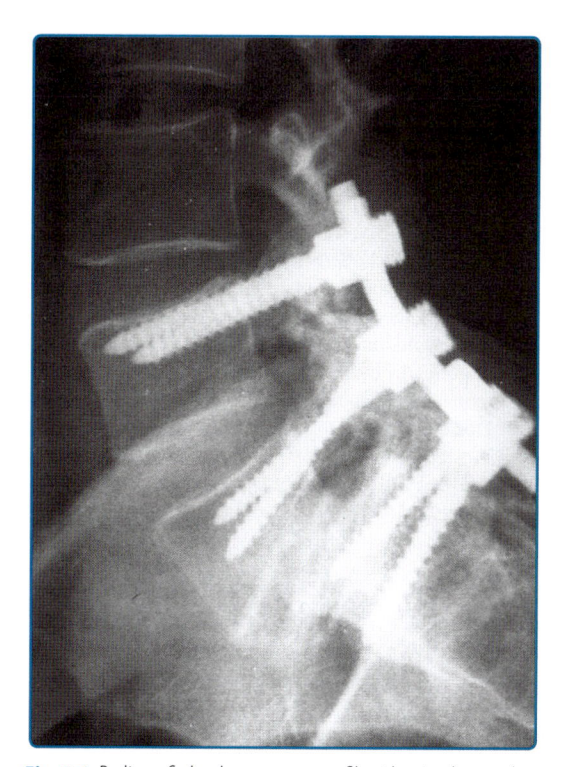

Fig. 9.6. Radiografia lombossacra em perfil evidenciando artrodese com parafusos pediculares de L4-L5-S1 por hérnia de disco lombar associada à espondilolistese.

Its Associated Disorders: from concepts and findings to recommendations. Spine. 2008;33(4 Suppl):S199-213.

12. Lee MW, McPhee RW, Stringer MD. An evidence--based approach to human dermatomes. Clin Anat. 2008;21:363.

13. Weinstein PR. Anatomy of the lumbar spine. In: Hardy RW, ed. Lumbar disc disease. 2nd ed. New York: Raven Press; 1993.

14. Chou R, Huffman LH; American Pain Society; American College of Physicians. Medications for acute and chronic low back pain: a review of the evidence for an American Pain Society/American College of Physicians clinical practice guideline. Ann Intern Med. 2007;147(7):505-14.

15. Chou R, Loeser JD, Owens DK, et al. Interventional therapies, surgery, and interdisciplinary rehabilitation for low back pain: an evidence-based clinical practice guideline from the American Pain Society. Spine (Phila Pa 1976). 2009;34(10):1066-77.

16. Vroomen PC, de Krom MC, Knottnerus JA. Diagnostic value of history and physical examination in patients suspected of sciatica due to disc herniation: a systematic review. J Neurol. 1999;246(10):899-906.

17. Borenstein DG, O'Mara JWJ, Boden SD, et al. The value of magnetic resonance imaging of the lumbar spine to predict low-back pain in asymptomatic subjects: a seven-year follow-up study. J Bone Joint Surg Am. 2001;83-A(9):1306-11.

18. Armon C, Argoff CE, Samuels J, et al. Assessment: use of epidural steroid injections to treat radicular lumbosacral pain: report of the Therapeutics and Technology Assessment Subcommittee of the American Academy of Neurology. Neurology. 2007;68(10):723-9.

19. Aure OF, Nilsen JH, Vasseljen O. Manual therapy and exercise therapy in patients with chronic low back pain: a randomized, controlled trial with 1-year follow-up. Spine. 2003;28:525-31.

20. Clarke JA, Van Tulder MW, Blomberg SE, et al. Traction for low-back pain with or without sciatica. Cochrane Database Syst Rev. 2005;8:CD003010.

21. Hagen KB, Hilde G, Jamtvedt G, et al. Bed rest for acute low-back pain and sciatica. Cochrane Database Syst Rev. 2004;(4):CD001254.

22. Cairns MC, Foster NE, Wright C. Randomized controlled trial of specific spinal stabilization exercises and conventional physiotherapy for recurrent low back pain. Spine. 2006;31:E670-81.

23. Roelofs PD, Deyo RA, Koes BW, et al. Non--steroidal anti-inflammatory drugs for low back pain: an update Cochrane review. Spine (Phila Pa 1976). 2008;33(16):1766-74.

24. Delitto A, Erhard RE, Bowling RW. A treatment based classification approach to low back syndrome: identifying and staging patients for conservative treatment. Phys Ther. 1995;75:470-85.

25. Delitto A, George SZ, Van Dillen LR, et al. Low back pain. Orthopaedic Section of the American Physical Therapy Association. J Orthop Sports Phys Ther. 2012;42(4):A1-57.

26. Delitto A. Research in low back pain: time to stop seeking the elusive "magic bullet". Phys Ther. 2005;85:206-8.

27. Childs JD, Fritz JM, Flynn TW, et al. A clinical prediction rule to identify patients with low back pain most likely to benefit from spinal manipulation: a validation study. Ann Intern Med. 2004;141:920-8.

28. Fritz JM, Cleland JA, Childs JD. Subgrouping patients with low back pain: evolution of a classification approach to physical therapy J Orthop Sports Phys Ther. 2007;37(6):290-302.

29. Costa D, Palma A. O efeito do treinamento contra resistência na síndrome da dor lombar. Rev Port Cien Desp. 2005;5(2):224-34.

30. Fritz JM, Bennan GP. Preliminary examination of a proposed treatment based classification system for patients receiving physical therapy interventions for neck pain. Phys Ther. 2007;87(5):513-24. Epub 2007 Mar 20.

31. Childs JD, Cleland JD, Elliott JM, et al Neck pain: clinical practice guidelines linked to the International Classification of Functioning, Disability, and Health From the Orthopaedic Section of the American Physical Therapy Association. J Orthop Sports Phys Ther. 2008;38(9):A1-34.

32. Hofstee DJ, Gijtenbeek JM, Hoogland PH, et al. Westeinde sciatica trial: randomized controlled study of bed rest and physiotherapy for acute sciatica. J Neurosurg. 2002;96(1 Suppl):45-9.

Capítulo 10

Fraturas da Coluna Vertebral

Débora Pinheiro Ledio Alves
Robert Meves

INTRODUÇÃO

Os acidentes são a quarta maior causa de morte nos Estados Unidos, sendo responsáveis por aproximadamente 50 mortes por 100 mil habitantes a cada ano. As lesões agudas da coluna vertebral e da medula espinhal estão entre as causas mais frequentes de incapacidade severa e morte após o trauma. As fraturas da região torácica ocorrem mais em adultos jovens do sexo masculino[1].

A transição toracolombar (T12-L1) é a região mais comum de lesões, com incidência de 10% a 45%. Essa região é mais suscetível a lesões, por três razões: perda da estabilidade proporcionada pelas costelas e musculatura torácica; transição da curva torácica cifótica para lombar lordótica; e mudança na orientação das facetas articulares do plano coronal para sagital[2].

De todas as fraturas da coluna vertebral, 90% estão na região toracolombar, e dessas, 20% são classificadas como do tipo explosão (Projeto Diretrizes). A fratura toracolombar do tipo explosão ocorre, em geral, após trauma axial de grande energia e caracteriza-se pela cominuição do corpo vertebral associado ao fragmento ósseo no interior do canal[2].

Entretanto, o segmento torácico superior e médio, T1 a T10, merece atenção, por representar incidência aproximada de 17% das fraturas da coluna vertebral e, consequentemente, constituir o tipo de fratura mais suscetível à lesão neurológica, em torno de 53%, em dois terços ocorrendo lesão medular completa[1].

O tratamento das fraturas da coluna vertebral ainda é considerado um tema controverso na literatura médica. Os limites entre o tratamento conservador e o cirúrgico ainda não estão totalmente esclarecidos[3,4].

A maioria dos autores preconiza que as fraturas instáveis com cifose maior que 30°, perda da altura maior que 50%, compressão do canal vertebral maior que 50%, lesão do complexo ligamentar posterior, associadas a déficit neurológico em geral, apresentam indicação de tratamento cirúrgico[2]. Entretanto, nas fraturas sem sinais de instabilidade e com exame neurológico normal, o tratamento é controverso.

O tratamento conservador se faz com uso de órtese por quatro a seis meses. Nas fraturas torácicas e toracolombares, a órtese indicada é a toracolombossacra (TLSO) ou colete de Jewett; e no caso das fraturas cervicais, colar de Filadélfia ou halo-gesso.

No tratamento cirúrgico, são realizadas a redução aberta, a fixação interna e a artrodese do segmento fraturado, o que possibilita a correção da deformidade, a mobilização precoce, a dispensa do uso de órteses, além de proteger contra desalinhamento ou lesões neurológicas tardias[3,4].

Mecanismos de ação do colete têm sido estudados na literatura, em particular a força dos músculos abdominais, entretanto, os resultados ainda são controversos. Alguns pesquisadores relatam que 40% dos usuários sentem certa fraqueza muscular, entretanto outros não observaram qualquer mudança na força isométrica dos flexores após seis meses de uso da órtese[5].

É consenso na literatura que a órtese restringe os movimentos de flexão, extensão e inclinação, promovendo suporte à coluna e aumentando a rigidez, porém não há evidência de que ocorra diminuição da força dos músculos eretores e abdominais[6].

Na clínica evidencia-se que os pacientes que tratam as fraturas de modo conservador, ao tirar o colete ou colar, apresentam musculatura fraca e inibida, espasmo muscular, amplitude de movimento diminuída, alteração da postura, principalmente na cervical, e dor.

FISIOTERAPIA

Podemos dividir o tratamento fisioterapêutico das fraturas da coluna em duas vertentes de acordo com a clínica apresentada pelo paciente, ou seja, se o paciente teve ou não lesão medular, pois isso mudará totalmente nossos objetivos e conduta.

LESÃO MEDULAR

O traumatismo que gera lesão medular danificará a rede neural complexa implicada na transmissão, modificação e coordenação motora e sensorial, além do controle autônomo dos sistemas e órgãos. Perda dos mecanismos homeostáticos e de adaptação faz parte da disfunção pós-lesional, que traz consequências socioeconômicas desfavoráveis para o paciente, sua família e a sociedade em geral[7].

A lesão medular, especialmente de origem traumática, é uma lesão neurológica incapacitante, com grande impacto na sociedade, representando um grave problema de saúde pública. A literatura descreve predomínio no sexo masculino, na faixa etária jovem (15 e 40 anos), causando grande impacto socioeconômico, por atingir preferencialmente pessoas em idade produtiva[8].

Atualmente, a reabilitação para os pacientes portadores de lesão medular avançou muito. Porém, como ainda não há tratamento efetivo para restaurar funções perdidas pela medula comprometida, a reabilitação e a readaptação dos pacientes por meio de equipe interdisciplinar tornaram-se fase obrigatória do tratamento[8].

O fisioterapeuta assume importante papel no tratamento desses pacientes. Um ponto de extrema importância é a prevenção de fatores advindos do repouso prolongado, como aparecimento de úlceras de pressão, ossificação heterotópica, hipotensão ortostática, complicações respiratórias, urinárias e sexuais, e trombose venosa profunda. Um programa de exercícios físicos deve ser adaptado para o nível de lesão medular e o momento em que o paciente se encontra no processo de reabilitação, com o objetivo de alcançar a capacidade funcional máxima[8,9]. Citam-se abaixo algumas das complicações mais importantes relacionadas à lesão medular e como preveni-las ou tratá-las. Não será detalhado o processo de reabilitação em lesão medular, pois não é o foco deste capítulo.

ÚLCERAS DE PRESSÃO

São causa importante de retardo no processo de reabilitação e podem levar à morte. A isquemia dos tecidos causada pelas forças de compressão e cisalhamento na imobilidade compromete a epiderme, a derme, a hipoderme e o tecido muscular, chegando até as aponeuroses, provocando trombose capilar e prejudicando a nutrição da região sob pressão. Sem fluxo sanguíneo, as células morrem por falta de oxigênio e nutrição[10].

É estimado que, dentro de cinco anos após a lesão, 25% a 30% dos indivíduos com lesão medular terão pelo menos uma úlcera de pressão que necessite de cuidados médicos[11].

A severidade da úlcera pode variar de uma área pequena vermelha limitada da epiderme até uma severa cavidade que se estende até o osso[11].

O tratamento inclui várias abordagens: alívio da pressão, cicatrização e cirurgia. A intervenção mais importante é a prevenção, que se faz promovendo alívio da pressão com a mudança de decúbito a cada 2 horas. Deve-se orientar o paciente a sentar-se, na cadeira de rodas, sobre almofada ou sentar-se elevando o peso, que deve ser executado por 20 segundos a cada 15 a 20 minutos. São recomendados, também, colchões que distribuam melhor a pressão sobre as proeminências ósseas, por exemplo, colchão de ar, colchão de água ou blocos de espuma[10].

The Clinical Practice Guidelines para prevenção de úlceras de pressão enfatiza:

1. Efetivo cuidado com a pele para manter e melhorar a tolerância do tecido à pressão;
2. Proteção contra os efeitos adversos de pressão, fricção e cisalhamento por meio de atenção às cargas mecânicas e superfície de suporte;
3. Educação sobre cuidados, autoavaliação, seleção e uso de superfície de suporte e adequado cuidado com a pele[11].

COMPLICAÇÕES RESPIRATÓRIAS

Lesões medulares cervical e torácica alta causam paralisia dos músculos respiratórios abaixo do nível da lesão, resultando em fraqueza no mecanismo da tosse e dificultando a mobilização de secreção. Dessa forma, esses pacientes são de alto risco para o desenvolvimento de atelectasias e pneumonias. O tratamento inclui avaliação da função pulmonar, assistência ao tratamento da secreção (manobras de higiene brônquica, fortalecimento da musculatura respiratória e intervenções farmacológicas)[10].

TROMBOSE VENOSA PROFUNDA (TVP)

A TVP em pacientes com lesão medular aguda foi relatada por ser maior que 50% em estudos prospectivos, com incidência fatal de embolia pulmonar alta de 5%.

Algumas medidas preventivas devem ser tomadas como: mudança de decúbito para evitar pressão sobre vasos calibrosos, exercícios passivos de amplitude de movimento, meias elásticas de sustentação e posicionamento do membro visando à facilitação do retorno venoso, posicionamento gradativo do paciente para a posição vertical, inicialmente com a elevação da cabeça, progredindo para uma cadeira reclinável, uso de mesa reclinável e, por último, o posicionamento prolongado em ortostatismo[10,12].

O tratamento-padrão tem sido anticoagulante, geralmente intravenoso (heparina não fracionada seguida por transição gradual de warfarina), que geralmente é mantido por três a seis meses. *Guidelines* baseado na melhor evidência para TVP em lesão medular inclui o uso de dispositivo de compressão sequencial por duas semanas e anticoagulantes por 8 a 12 semanas após a lesão[13].

HIPOTENSÃO ORTOSTÁTICA (HO)

É definida como a diminuição na pressão sanguínea sistólica de 20 mmHg ou mais, ou a redução na pressão sanguínea diastólica de 10 mmHg ou mais, na mudança da posição corporal de supino para postura ortostática, independente da presença de sintomas. Vários estudos têm documentado a presença de HO após a lesão medular. A HO é mais comum em tetraplegia do que em paraplegia, com taxa alta de 82%[13].

Mobilização-padrão durante a fisioterapia (por exemplo, sentar ou ficar em pé) é relatada por induzir a diminuição da pressão arterial, que é diagnosticada por HO em 74% dos pacientes com lesão medular, sendo acompanhada por sintomas como tontura. O tratamento da HO consiste em abordagem farmacológica e não farmacológica[13].

A abordagem não farmacológica (medidas terapêuticas) inclui aplicação de pressão externa por meio de dispositivo abdominal ou meias de pressão, que são usados para diminuir a capacitância dentro da extremidade inferior e abdominal. Entretanto, estudos na literatura não avaliaram os efeitos decorrentes do uso contínuo, em longo prazo, portanto os resultados são incertos[13].

Estudos demonstram que a estimulação elétrica funcional (FES) induz a contração dos músculos das pernas, aumentando o débito cardíaco e o volume sistólico, efeitos que são atribuídos ao aumento do retorno venoso. Assim, a contração induzida pela FES pode atenuar a queda na pressão arterial sistólica, que ocorre em pacientes com lesão medular em resposta ao desafio do ortostatismo[13,14].

O exercício ou até o movimento passivo das pernas tem o potencial de estabilizar o volume de sangue central reduzido que ocorre em pacientes com lesão medular durante o ortostatismo. Nos poucos estudos existentes na literatura sobre o efeito do exercício na HO, os resultados são encorajadores, porque sugerem que a tolerância ortostática é mantida depois do exercício[13].

ESPASTICIDADE

A espasticidade pode agir para beneficiar, auxiliando na estabilidade articular e na aquisição de função, melhorando a habilidade funcional. Contrariamente, ela pode aumentar a fraqueza, gerar desequilíbrios musculares, favorecer o aparecimento de contraturas articulares e os riscos de úlceras de pressão, dessa forma interferindo nas habilidades funcionais, como higiene, sentar-se, amplitude de movimento ou dormir[10].

Seguindo o período de choque medular, podem ser evidenciados em indivíduos com lesão do motoneurônio superior o retorno dos reflexos, a presença de reflexos patológicos (clônus) e a espasticidade[10].

Opções de tratamento incluem a eliminação do estímulo nervoso, o uso de agentes físicos (quente ou frio) e a intervenção física com movimentos passivos lentos de grande amplitude, posicionamentos inibitórios e órteses. Medicações sistêmicas, denervação química, agentes intratecais e intervenção neurocirúrgica e ortopédica são outros recursos utilizados[10].

REABILITAÇÃO – FRATURAS SEM COMPROMETIMENTO NEUROLÓGICO (LESÃO MEDULAR)

Quando se fala de fisioterapia nas fraturas da coluna vertebral, refere-se à importância dessa abordagem considerando as inúmeras perdas ocasionadas pelo tempo prolongado de uso de órtese (tratamento conservador) e no pós-operatório (pelo trauma provocado no músculo pela cirurgia e também pelo uso de órtese, que é indicada em algumas situações). Contraturas nos músculos envolvidos e nos adjacentes, perda da mobilidade articular e da força muscular e dor acompanham esses pacientes.

Dessa forma, a função da fisioterapia seria: redução da dor, estabilização da coluna vertebral e, por último, restauração da amplitude de movimento.

No tratamento conservador (uso de órtese), inicia-se a fisioterapia somente após a consolidação (quatro a seis meses), embora orientações devam ser dadas ao paciente em relação à realização de exercícios de contração da musculatura profunda abdominal (transverso do abdome) e da musculatura profunda do pescoço (longo da cabeça e longo do pescoço), já nos primeiros dias de pós-operatório.

ESTABILIZAÇÃO SEGMENTAR LOMBAR

A estabilização segmentar é parte fundamental no tratamento desses pacientes. Exercícios de estabilização têm sido recomendados para o tratamento da dor lombar em todo o mundo, para alcançar o sistema de controle muscular e corrigir a disfunção. Estudos demonstram que a ativação ineficiente da musculatura profunda que fornece suporte dinâmico à coluna gera dor[15,16]. Esses pacientes têm dor quando tiram o colete, e isso pode estar relacionado à inibição da musculatura, principalmente a profunda.

Segundo Panjabi, a estabilidade da coluna se dá pela manutenção da zona neutra, que pode ser conseguida por meio de uma boa interação entre os três subsistemas de controle: passivo, ativo e neural. Uma posição neutra da coluna e pélvis aumenta a estabilidade interna da coluna e aumenta a coativação dos músculos[17,18].

O subsistema passivo incorpora as estruturas articulares, ósseas e ligamentares, o subsistema ativo, os músculos e o subsistema neural, os sistemas nervosos central e periférico[19].

Os músculos que estão ao redor da coluna lombar podem atuar como estabilizadores intersegmentares. Há classificações que subdividem os músculos do tronco em locais e globais. O sistema local inclui os músculos profundos, que possuem sua origem ou inserção direta ou indiretamente na vértebra[20].

Músculos locais: na lombar, os principais são transverso do abdome e multífido. Outros citados na literatura, mas não tão estudados, são: psoas maior, quadrado lombar, diafragma e oblíquo interno[21]. Na cervical, destacam-se os músculos: longo da cabeça, longo do pescoço e semiespinhais[22].

O sistema muscular global inclui todos os demais músculos, que geram um grande torque, cruzando múltiplos segmentos e movimentos do tronco[21].

O foco da estabilização segmentar lombar é o sistema muscular profundo, principalmente o transverso do abdome e o multífido. Deve haver a contração simultânea dos músculos transverso do abdome e multífido para que haja controle dos movimentos intersegmentares excessivos e manutenção da zona neutra dentro dos limites fisiológicos[23].

O paciente primeiramente é treinado a realizar a contração do transverso do abdome e do multífido e, em seguida, a coativação de ambos. A contração é mínima (isométrica).

Após o aprendizado, novas etapas com exercícios de maior dificuldade serão administradas. Exercícios de ponte, quatro apoios, ponte lateral e prancha serão solicitados. Uma evolução com exercícios utilizando superfície instável é administrada (bola suíça, *dyne disk*, Bosu, entre outras) assim que o paciente apresenta facilidade na execução dos exercícios da fase anterior. Sabe-se que a bola suíça sugere alta demanda do sistema motor e constitui suficiente estímulo tanto para força quanto para resistência[21,24,25].

ESTABILIZAÇÃO CERVICAL

A coluna cervical é uma região de sofisticação da função motora. Os músculos cervicais servem como sistema sensorial e suporte e orientam a cabeça no espaço em relação ao tórax. A coluna cervical é altamente dependente do suporte ativo dos músculos para suporte físico[22].

Os músculos profundos da coluna cervical, assim como os da região lombar, são responsáveis em manter o controle preciso do movimento intersegmentar. Já citados aqui, eles são: longo da cabeça, longo do pescoço e os semiespinhais cervicais. Portanto, o trabalho de estabilização deve-se iniciar sempre com a ativação da musculatura profunda, seguida pela mais superficial numa fase avançada, exatamente como na estabilização lombar[22].

Numa situação de dor, a musculatura profunda apresenta-se inibida e a musculatura superficial cervical é ativada como mecanismo compensatório, levando a um atraso na ativação da musculatura profunda em mudanças posturais[22].

Apesar de essa adaptação ser positiva num primeiro momento, para o controle motor ser mantido, mudanças substanciais na ativação da musculatura cervical serão requeridas, podendo gerar consequências em longo prazo. A hiperatividade da musculatura superficial resulta em aumento da fadiga[22].

A orientação postural da coluna cervitorácica e a musculatura da escápula devem ser observadas durante a avaliação. Em virtude de sua inserção, os músculos elevador da escápula e trapézio superior são hiperativados na presença de prejuízo da musculatura escapular. Clinicamente, os pacientes acabam tendo pobre controle da orientação e do movimento escapular[22].

O objetivo do treinamento é melhorar a *performance* dos músculos da cervical. A apropriada progressão do programa de treinamento é dependente do monitoramento da resposta do paciente em relação à dor e à incapacidade[22].

Inicialmente, é realizado treinamento só dos músculos flexores profundos. Solicita-se um movimento mínimo da cabeça sobre o pescoço, depois podendo progredir incorporando exercícios excêntricos e concêntricos dos flexores cervicais, utilizando o peso da cabeça, estando ainda deitado. Pode ser usado nessa fase também o *feedback* pressórico (*stabilizer*) posicionado atrás do pescoço. Assim que seja possível progredir, os exercícios podem ser realizados em outras posturas: sentado, em quatro apoios e em pé[22,26].

É importante incorporar os exercícios para a região escapular nesses pacientes. Primeiro deve-se treinar o controle ativo da orientação escapular, facilitado pelo terapeuta e depois praticado pelo paciente. Solicita-se a manutenção da nova posição da escápula, além de exercícios para musculatura escapular. Inicia-se sempre com exercícios de baixa carga, progredindo para 20% da contração voluntária máxima[22,27].

Em virtude da falta de literatura sobre o tratamento fisioterapêutico das fraturas da coluna vertebral, pode-se direcionar um protocolo com base em nossa experiência clínica. A importância dos exercícios de estabilização já foi citada e explicada anteriormente[22].

FASE HOSPITALAR – PÓS-OPERATÓRIO

Primeiro dia de pós-operatório: orientação de exercícios de contração da musculatura profunda abdominal (transverso do abdome) nas fraturas da região toracolombar e dos flexores cervicais profundos (longo da cabeça e longo do pescoço); exercícios metabólicos. Exercícios ativos ou ativos assistidos de membros superiores (MMSS) (evitando amplitudes de movimento acima da cabeça) e isométricos de membros inferiores (MMII) (quadríceps e glúteo). Exercícios respiratórios. Elevar o leito a mais ou menos 40º. Orientar a rolar. Não permitir movimento da coluna. Os exercícios de estabilização são contrações isométricas com movimento apenas da articulação craniocervical.

Segundo dia de pós-operatório: manter a conduta anterior e sentar o paciente na beira do leito. Realizar exercícios ativos de MMSS (amplitudes reduzidas) e MMII na postura sentada. Tomar cuidado com movimentos de dissociação da coluna durante a transferência postural se o paciente não estiver fazendo uso do colete, caso tenha sido indicado colocá-lo antes.

Terceiro dia de pós-operatório: realizar os exercícios do primeiro dia de pós-operatório e , em seguida, deambular com o paciente. Não há necessidade de usar dispositivo auxiliar para a marcha. Alta hospitalar..

TRATAMENTO AMBULATORIAL

Segunda semana: liberação miofascial – desativação de ponto gatilho: (trapézio superior, esternoclidomastóideo, elevador da escápula – fraturas da cervical e na musculatura paravertebral nas fraturas toracolombares). Exercícios ativos leves para MMSS (cervical) e MMII (toracolombar), sem que provoque dor no local da cirurgia. Continuar treinando os exercícios de contração da musculatura profunda (transverso do abdome nas fraturas toracolombares) e longo da cabeça e pescoço (fraturas da cervical) na posição decúbito dorsal. Orientações em relação a mudanças transposturais e cuidados com movimentos e postura. Não realizar nenhum movimento na coluna.

Terceira e quarta semana: manter conduta anterior. Não realizar nenhum movimento da coluna. Progredir com os exercícios de fortalecimento para as extremidades (exercícios resistidos com 1 kg para MMSS e MMII). Realizar contração da musculatura de romboide e orientação do posicionamento das escápulas e dos ombros em decúbito dorsal, principalmente nas fraturas da coluna cervical.

Quarta a oitava semana: manter conduta anterior. Progredir com o fortalecimento de MMII (fratura toracolombar) e MMSS (fraturas cervicais). Iniciar os exercícios de contração da musculatura profunda posterior (multífido) em decúbito ventral. Treinar a coativação da musculatura anterior e posterior e, no final dessa fase, progredir com os exercícios de estabilização (segunda etapa): ponte, quatro apoios; e, na cervical, se o paciente já estiver treinado, evoluir para exercícios ativos para fortalecimento da musculatura escapular (trapézio inferior e médio, romboide e serrátil).

Oitava a décima segunda semana: manter conduta anterior. Iniciar com movimentos leves passivos para ganho de amplitude da coluna cervical a partir da 10ª a 12ª semana e movimentos ativos assistidos da lombar. Mobilização articular (Maitland graus 2 e 3) nas vértebras adjacentes ao local da artrodese. (Nota: iniciar com mobilidade da coluna de acordo com a liberação médica.) Progredir com exercícios de estabilização.

A partir da 12ª semana – após a consolidação (tratamento cirúrgico ou conservador): ganhar mobilidade (caso ainda não tenha sido restaurada – caso cirúrgico) e enfatizar no fortalecimento, progredindo com exercícios de estabilização (mais dificuldade: bolas, *dyne disk*). Nesse caso, está-se recrutando não só a musculatura profunda, mas também a superficial. Na cervical, realizar exercícios de estabilização em outras posturas como sentado, em quatro apoios e com resistência (faixas elásticas). Não se esquecer de continuar com exercícios de fortalecimento para a musculatura escapular. Os exercícios posturais também devem ser enfatizados, já que os pacientes alteram completamente sua postura pelo uso prolongado do colete.

REFERÊNCIAS

1. Falavigna A, Righesso Neto O, Ferraz FAP, *et al.* Fratura traumática da coluna torácica T1-T10. Arq Neuropsiquiatr. 2004;62(4):1095-9.

2. Avanzi O, Meves R, Caffaro MFS, *et al.* Fratura toracolombar do tipo explosão: correlação entre cifose e função após tratamento conservador. Rev Bras Ortop. 2009;44(5):408-14.

3. Avanzi O, Landim E, Meves R, *et al.* Fratura toracolombar tipo explosão: comparação do tratamento conservador em pacientes com e sem fratura do arco vertebral posterior. Rev Bras Ortop. 2008;43(6):225-31.

4. Sociedade Brasileira de Ortopedia e Traumatologia, Sociedade Brasileira de Neurocirurgia. Fraturas, Colégio Brasileiro de Radiologia. Lesões Traumáticas da Coluna Torácica (T1-T9), Toraco-

lombar (T10-L2) e Lombar (L3-L5). Projeto Diretrizes.

5. Fayolle-Minon I, Calmels P. Effect of wearing a lumbar orthosis on trunk muscles: study of the muscle strength after 21 days of use on healthy subjects. Joint Bone Spine. 2008;75:58-63.

6. Van Poppel MN, Looze MP, Koes BW, et al. Mechanisms of action of lumbar supports: a systematic review. Spine. 2000;25:2103-13.

7. Marotta JT. Traumatismo raquimedular. In: Rowland LP. Merrit: tratado de neurologia. 9ª ed. Rio de Janeiro: Guanabara Koogan; 1997.

8. Custódio NR, Carneiro MR, Feres CC, et al. Lesión medular en el Centro de Rehabilitation y Readaptacions Dr. Henrique Santillo (Crer-GO). Coluna/Columna. 2009;8(3):265-8.

9. Faria CDV, Moreira MCSM, Barbosa MCC, et al. Utilização de suporte de peso corporal em solo no treino de marcha do lesado medular. Acta Fisiatr. 2005;12(1):21-5.

10. McKinley WO, Gittler MS, Kirshblum SC, et al. Spinal cord injury medicine. 2. Medical complications after spinal cord injury: identification and management. Arch Phys Med Rehabil. 2002;83(1):58-64.

11. Jones ML, Mathewson CS, Adkins VK, et al. Use of behavioral contingencies to promote prevention of recurrent pressure ulcers. Arch Phys Med Rehabil. 2003;84:796-802.

12. O'Sullivan SB, Schimitz T. Fisioterapia: avaliação e tratamento. 4ª ed. São Paulo: Manole; 2004.

13. Krassioukov A, Eng JJ, Warburton DE, et al. A systematic review of the management of orthostatic hypotension after spinal cord injury. Arch Phys Med Rehabil. 2009;90:876-85.

14. Faghri PD, Yount J. Electrically induced and voluntary activation of physiologic muscle pump: a comparison between spinal cord-injured and able-bodied individuals. Clin Rehabil. 2002;16:878-85.

15. Wallwork TL. The effect of chronic low back pain on size and contraction of the lumbar multifidus muscle. Man Ther. 2009;14(5):496-500.

16. Dickx N. Changes in lumbar muscle activity because of induced muscle pain evaluated by muscle functional magnetic resonance imaging. Spine. 2008;33(26):E983.

17. Panjabi MM. The stabilizing system of the spine. Part I. Function, dysfunction, adaptation, and enhancement. J Spinal Disord. 1992;(4):383-9.

18. Panjabi MM. The stabilizing system of the spine. Part II. Neutral zone and instability hypothesis. J Spinal Disord. 1992;(4):390-6.

19. Willardson J. Core stability training: applications to sports conditioning programs. J Strength Cond Res. 2007;21(3):979-85.

20. Okubo Y, Kaneoka K, Imai A, et al. Electromyographic analysis of transversus abdominis and lumbar multifidus using wire electrodes during lumbar stabilization exercises. J Orthop Sports Phys Ther. 2010;40(11):743-9.

21. Akuthota V, Nadler S. Core strengthening. Arch Phys Med Rehabil. 2004;85(1):S86-92.

22. O'Leary S, Falla D, Elliot JM, et al. Muscle dysfunction in cervical spine: pain implications for assessment and management. J Orthop Sports Phys Ther. 2009;39(5):324-33.

23. Cynn HS, Oh JS, Kwon OY, et al. Effects of lumbar stabilization using a pressure biofeedback unit on muscle activity and lateral pelvic tilt during hip abduction in sidelying. Arch Phys Med Rehabil. 2006;87:1454-8.

24. Fredericson M, Moore T. Core stabilization training for middle and long distance runners. NSA. 2005;20(1):25-37.

25. Behm DG, Leonard AM, Young WB, et al. Trunk muscle electomyographic activity with unstable and unilateral exercises. J Strenght Cond Res. 2005;19:326-31.

26. Jull GA, Falla D, Vicenzino B, et al. The effect of therapeutic exercise on activation of the deep cervical flexor muscles in people with chronic neck pain. Man Ther. 2009;14:696-701.

27. Hoppenfeld S, Murthy VL. Tratamento e reabilitação de fraturas. 1ª ed. São Paulo: Manole; 2000.

Capítulo 11

Afecções Neuromusculares

Patricia Maria de Moraes Barros Fucs
Maria Fernanda Silber Caffaro
Helder Henzo Yamada

INTRODUÇÃO[1-3]

As deformidades da coluna vertebral de natureza neuromuscular, em geral, desenvolvem-se secundariamente como resultado de desequilíbrio muscular presente nessas afecções, de comprometimento das funções neurológicas e de alterações do equilíbrio, incluindo alterações cognitivas que podem acompanhar algumas dessas doenças.

O ritmo de sua progressão está condicionado a fatores como: idade do paciente, gravidade do comprometimento das funções neurológicas, potencial de crescimento esquelético e nível de lesão neurológica ou muscular.

Usualmente, esses pacientes compartilham padrões semelhantes referentes às deformidades vertebrais não neuromusculares, também quanto ao planejamento de tratamento não cirúrgico e às indicações cirúrgicas em si. Entretanto, em decorrência das respectivas doenças de base, elas apresentam desafios peculiares às equipes médica e cirúrgica.

As malformações no interior do canal medular podem acompanhar as doenças neuromusculares em até 50% dos casos, contribuindo para as alterações no exame neurológico. Nos portadores de sequela de mielomeningocele, essas alterações congênitas são responsáveis pela patogênese da doença, uma vez que essa afecção consiste em um defeito do desenvolvimento dos arcos vertebrais e da medula espinhal caracterizado por falha de fusão nos elementos posteriores (arcos vertebrais), com displasia da medula espinhal e de suas membranas.

A despeito de alterações no interior do canal vertebral ou de disfunções na placa mioneural (no caso das miopatias), a repercussão mais comum na coluna vertebral desses pacientes é a deformidade. As alterações no plano sagital como a hipercifose ou a hiperlordose são menos frequentes (10%) e são manejadas de forma mais simples, por terem repercussões clínicas mais brandas. Por outro lado, a deformidade no plano frontal, escoliose, tem repercussões posturais graves, contribuindo para diminuição da capacidade funcional, dor e piora da função respiratória, necessitando de tratamento multidisciplinar precoce, e muitas vezes sendo indicado tratamento cirúrgico.

O acompanhamento postural e funcional desses pacientes é imperativo e deve ser instituído precocemente. É documentada na literatura, mesmo em pacientes esqueleticamente maduros, a progressão de deformidades devidas ao desequilíbrio muscular e à perda da capacidade funcional resultantes dessa progressão, que pode implicar a necessidade de correção cirúrgica precoce.

CLASSIFICAÇÃO[1-5]

As doenças neuromusculares que afetam o alinhamento da coluna vertebral são numerosas e variadas (Tabela 11.1). Algumas envolvem os neu-

Tabela 11.1. Classificação das deformidades neuromusculares da coluna vertebral (*Scoliosis Research Society*)

Neuropatias primárias	Patologias do neurônio motor superior	Paralisia cerebral; degeneração espinocerebelar (ataxia de Friedreich, doença de Charcot-Marie-Tooth, doença de Roussy-Lévy); siringomielia; tumor de medula; trauma de medula
	Patologias do neurônio motor inferior	Poliomielite; outras mielites virais; traumático; atrofia muscular espinhal (doença de Werdnig-Hoffmann, doença de Kugelberg-Welander)
	Patologias combinadas (neurônio motor superior e inferior)	Mielomeningocele
Miopatias primárias		
Distrofias musculares	Distrofia muscular de Duchenne (distrofia fáscio-escápulo-umeral); artrogripose; desproporção de fibras musculares; hipotonia congênita; distrofia miotônica	

rônios motores superiores do encéfalo e da medula espinhal. Dentre elas, destaca-se a paralisia cerebral (PC). Ainda sem diagnóstico etiológico definido, é associada ao sofrimento fetal, intercorrências durante o trabalho de parto e prematuridade, que são complicações ainda muito frequentes em nosso meio. Aproximadamente, 38% dos pacientes portadores de PC que são deambuladores apresentam escoliose maior que 10º. Já aqueles com quadriplegia espástica apresentam escoliose acima de 40º, em até 75% dos casos.

O paciente portador de PC apresenta padrões anormais de postura, movimento e equilíbrio. Estes resultam do tônus postural anormal e da alteração da inervação recíproca dos músculos, que decorre da interferência na maturação normal do sistema nervoso central por uma lesão não progressiva do neurônio motor superior. O evento lesivo pode ocorrer no período pré-natal, perinatal ou pós-natal. Sua apresentação varia segundo a distribuição topográfica (quadriplegia, diplegia, paraplegia, hemiplegia, monoplegia) e o tipo (espástico, atetoide, atáxico, hipotônico, misto).

A incidência da escoliose guarda uma relação inversa com o comprometimento da PC e com a capacidade funcional do paciente, isto é, nos pacientes não andadores e que não possuem controle cervical, a incidência pode chegar a 90% dos casos.

Nos pacientes portadores de sequela de mielomeningocele, o padrão da deformidade depende do nível da lesão. Pacientes com malformação medular na coluna torácica ou lombar alta desenvolvem escoliose em mais de 80% dos casos decorrente de sua condição espástica. Já aqueles com lesão lombar baixa têm chance de cerca de 20% de desenvolver escoliose associada.

No paciente portador de distrofia muscular, escoliose progressiva ocorre em 95% a 100% dos casos. Seu início ocorre, em média, entre 11 e 13 anos de idade. À medida que a musculatura enfraquece, a escoliose piora e a função respiratória deteriora. A função pulmonar desses pacientes deve ser monitorada à medida que a escoliose progride, a fim de permitir indicação cirúrgica no tempo devido.

Nas afecções que acometem o neurônio motor inferior, as deformidades vertebrais são de manejo mais fácil, uma vez que se trata de paralisias flácidas em que a força deformante age mais lentamente, resultando em menor prejuízo da função. Nesses pacientes a progressão da deformidade é mais branda e geralmente vem associada à piora da força muscular. O colapso postural devido à falência muscular acompanha a piora da deformidade, principalmente relacionada ao aumento da cifose.

EXAME FÍSICO[1-6]

O exame físico do paciente portador de deformidade vertebral neuromuscular se inicia pela observação de sua capacidade e função. Os pacientes são categorizados de acordo com sua capacidade funcional com a classificação de Hoffer:

- Deambuladores: com capacidade de marcha funcional.
- Deambuladores domiciliares: que conseguem marcha funcional em pequenas condições e com auxílio.
- Sentadores: não têm capacidade de se locomover, porém possuem equilíbrio no tronco para permanecerem sentados.

- Deitadores: forma funcional mais grave, em que não há equilíbrio no tronco para garantir o ato de permanecer sentado mesmo com apoio, permanecendo deitados a maior parte do tempo.

Com base na condição funcional do paciente, pode-se evidenciar a gravidade do comprometimento neuromotor e a influência da deformidade em suas atividades diárias. Muitos pacientes mudam sua condição funcional ao longo do tempo por causa da piora da deformidade vertebral, não conseguindo mais permanecer adaptados a órteses ou a cadeiras de rodas.

A escoliose secundária à fraqueza da musculatura axial (curva paralítica) geralmente se apresenta com um formato em "C" longo associado e obliquidade pélvica. Em doenças como a ataxia de Friedreich, o padrão de escoliose pode se apresentar de forma semelhante às escolioses idiopáticas, ou seja, com curvas compensadas associadas às curvaturas secundárias na coluna vertebral com padrão em "S".

Usualmente, pacientes deambuladores e com menor comprometimento neuromuscular têm curvas compensadas. Já aqueles com apresentação clínica mais grave e restritos à cadeira de rodas, de modo geral, desenvolvem curvas graves, rígidas, descompensadas e com obliquidade pélvica.

No exame físico durante a inspeção estática do paciente, é possível notar o formato da coluna e sua associação com a obliquidade pélvica. Da mesma forma, o exame da compensação do tronco é realizado observando-se o alinhamento posterior existente entre a proeminência occipital externa e a linha interglútea. Com auxílio de uma linha de prumo provida de um peso em sua extremidade inferior, realiza-se o exame (Fig. 11.1).

Com a manobra de Adams, pode-se avaliar a estruturação da deformidade e inferir sobre a gravidade. O paciente realiza a flexão do tronco com os membros inferiores unidos e os membros superiores pendentes. O examinador deve se posicionar à frente do paciente e abaixado com a visão no mesmo nível da coluna do paciente. A rotação vertebral característica das escolioses resultará no aparecimento de uma giba formada pelas costelas na sua área de maior saliência. Essa giba pode ser mensurada durante o exame com o auxílio de um dispositivo denominado escoliômetro (Fig. 11.2).

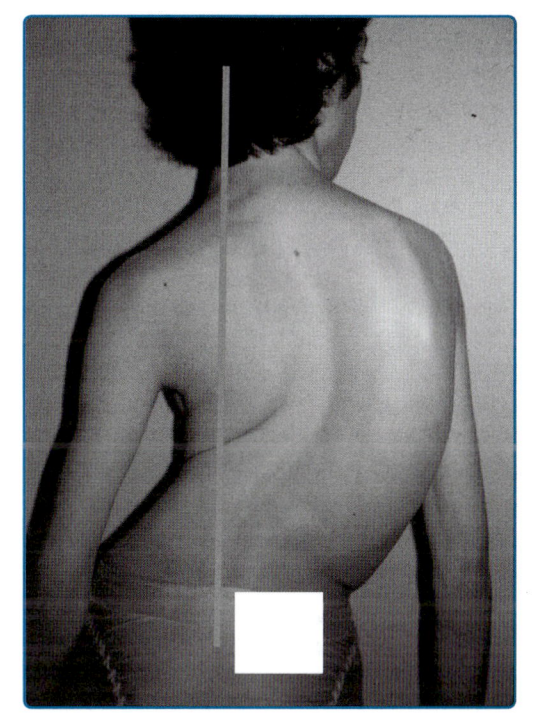

Fig. 11.1. Paciente portadora de escoliose associada à PC espástica apresentando descompensação do tronco demonstrada pela linha de prumo.

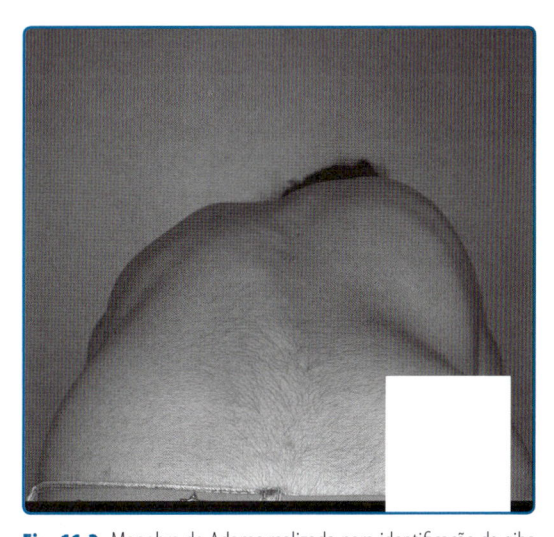

Fig. 11.2. Manobra de Adams realizada para identificação da giba em portadores de deformidade vertebral.

As deformidades neuromusculares com evolução mais graves, como na PC, têm início precoce, com rápida progressão durante o crescimento, e continuam depois da maturidade óssea. No exame físico é possível notar a progressão da deformidade e o aumento da rigidez da coluna vertebral evidenciado pelos testes de flexibilidade. Nos pacientes portadores de deformidades como cifose e escoliose, pode-se realizar manobra de tração com o objetivo de verificar a correção da deformidade. Nas escolioses, o exame clínico com manobras de inclinação para direita e esquerda permite também observar a correção da curvatura vertebral, posicionando-se com uma visão posterior do tronco.

O contorno da silhueta do paciente, formado pela face interna do gradeado costal e pela face interna do braço e do antebraço, dá forma a um triângulo denominado triângulo do "talhe", que serve como parâmetro para a avaliação da presença de escoliose. Se a deformidade estiver presente, a assimetria desse triângulo é identificada durante o exame físico facilmente (Fig. 11.3).

A presença de obliquidade pélvica associada às curvas neuropáticas impede que a pelve mantenha sua horizontalidade na posição sentada e permaneça perpendicular à coluna no plano frontal. A associação com a rotação pélvica pode ser causada por contratura dos músculos que se fixam acima e abaixo da pelve.

Por meio do exame clínico, é importante identificar a causa da obliquidade, que poderá ter três origens diferentes nesses pacientes: suprapélvica, por desequilíbrio e/ou paralisia dos músculos espinais; transpélvica, por anomalia do músculo psoas, que leva a uma flexão de quadril e báscula da bacia; e infrapélvica, por luxação paralítica, unilateral do quadril. A avaliação detalhada da musculatura permite diferenciar essas condições.

O exame neurológico do paciente portador dessas afecções é uma etapa fundamental do exame físico. Ele conta com três etapas distintas: avaliação e graduação da força muscular, avaliação da sensibilidade e exame dos reflexos, que engloba os reflexos tendinosos profundos, os reflexos superficiais e os reflexos patológicos.

Os pacientes portadores de doenças do neurônio motor superior habitualmente apresentam espasticidade com aumento do tônus muscular, sensibilidade preservada, hiper-reflexia tendinosa profunda, reflexos cutâneos superficiais presentes e, ainda, reflexos patológicos como o sinal de Babinski.

Já os portadores de doenças do neurônio motor inferior esboçam um exame físico característico de flacidez, com diminuição da força muscular, hiporreflexia tendinosa profunda e ausência dos reflexos superficiais, bem como dos patológicos. De acordo com a doença de base, a sensibilidade poderá estar alterada, como é o caso da mielomeningocele, em que se observa anestesia abaixo do nível da malformação medular.

DIAGNÓSTICO[1-6]

O diagnóstico etiológico da doença neuromuscular é fundamentado na história e no exame clínico do paciente. Além dos detalhes clínicos de cada uma dessas afecções e de sua gravidade de comprometimento, conta-se com exames subsidiários para uma avaliação mais aprofundada.

Muitas dessas doenças têm origem em alterações genéticas, como é o caso da doença de Werdnig-Hoffmann, que tem herança autossômica recessiva, assim a investigação genética muitas vezes é necessária para o correto diagnóstico sindrômico e estabelecimento do prognóstico dos pacientes.

A avaliação radiográfica revela detalhes da deformidade vertebral. As radiografias simples, panorâmicas, ortostáticas ou com o paciente sen-

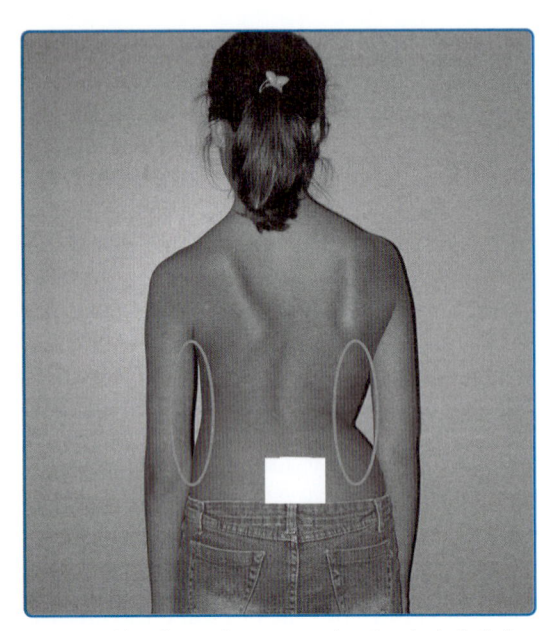

Fig. 11.3. Identificação de assimetria do triângulo do "talhe" no exame físico de paciente portadora de escoliose.

tado são obrigatórias para avaliação do paciente e constituem o exame subsidiário de maior destaque. Radiografias dinâmicas permitem avaliar a flexibilidade das curvaturas vertebrais para estudo postural e como forma de planejamento cirúrgico. Nessas imagens é possível calcular o valor angular da deformidade pelo método de Cobb para determinar o tratamento.

O exame radiográfico da pelve permite análise da obliquidade pélvica e visibilidade das articulações coxofemorais, que, além de poderem estar comprometidas, podem representar a causa da obliquidade devida à luxação das articulações.

Os demais exames complementares, como a tomografia computadorizada e a ressonância magnética, fornecem informações mais detalhadas em relação às malformações associadas, como as malformações no interior do canal medular. A eletroneuromiografia pode contribuir para o estudo da lesão nervosa, determinando o *status* da lesão e sua localização, quando necessário.

PRINCÍPIOS DE TRATAMENTO[5-14]

Os objetivos do tratamento das deformidades na coluna vertebral são: evitar a progressão e restaurar ou manter o equilíbrio sagital e coronal. Nas deformidades paralíticas negligenciadas ou rapidamente progressivas, as curvas podem ser muito graves, chegando a apresentar o gradeado costal tocando a crista ilíaca. A progressão da deformidade geralmente causa grande desconforto aos pacientes e contribui para a piora da função respiratória, agravando a condição clínica deles.

Uma característica típica das deformidades em pacientes com distúrbios neuromusculares é a presença da obliquidade pélvica. Essa condição acarreta alteração na distribuição de peso sobre o sacro quando o paciente está sentado, resultando em mau posicionamento em cadeiras, mesmo quando adaptadas ao paciente, e até mesmo na formação de escaras. A inclinação da pelve deve ser corrigida para que a postura se regularize.

O comprometimento da função pulmonar é outro enfoque do tratamento desses pacientes, uma vez que a própria doença de base já predispõe ao envolvimento e à deterioração da função respiratória. Pacientes paralíticos com envolvimento cognitivo e espasticidade graves apresentam dificuldades para a deglutição e acúmulo de secreção, favorecendo a ocorrência de infecções respiratórias de repetição. Assim, a fisioterapia respiratória é ponto obrigatório do acompanhamento desses pacientes.

Tratamento não cirúrgico

Pacientes com deformidades neuromusculares devem ser monitorados com cautela, especialmente no período do estirão de crescimento, quando a progressão da deformidade tende a aumentar. O uso de colete ou cadeiras adaptadas nesses pacientes pode ter sucesso, mas o caráter progressivo da deformidade geralmente tem nesses métodos apenas uma forma paliativa de manter a boa condição postural. Muitos desses pacientes não suportam o uso de órteses por causa da compressão da caixa torácica, que pode contribuir para o desconforto ou para a piora da função respiratória.

Tratamento cirúrgico

Esses pacientes costumam apresentar distúrbio nutricional de várias origens. Baixa ingestão, refluxo gastroesofágico e infecções de repetição com alto catabolismo são as principais causas dessa carência nutricional. Avaliação nutricional pré-operatória por uma equipe multidisciplinar experiente no tratamento desses pacientes é fundamental. O comprometimento nutricional aumenta consideravelmente o risco de deiscência e infecção pós-operatórias.

Durante o preparo do paciente para o procedimento cirúrgico de correção da deformidade vertebral, deve-se mantê-lo aquecido, evitar perda sanguínea excessiva, manipular os tecidos segundo técnica atraumática e monitorar volemia e parâmetros vitais cautelosamente.

Em indivíduos portadores de doenças que cursam com espasticidade grave, muitas vezes a deformidade é tão grave que pode comprometer até mesmo o posicionamento intraoperatório.

A abordagem cirúrgica para correção e artrodese da coluna vertebral é indicada em deformidades acima de 40°, principalmente em pacientes com fatores de risco associados por progressão como: baixa idade, deformidades rígidas, pacientes espásticos e não deambuladores.

As técnicas envolvidas na correção da deformidade em si têm-se baseado no uso de instrumentais específicos (parafusos pediculares, ganchos, fios de aço, hastes). Os parafusos pediculares apresentam vantagem biomecânica, apesar de o seu uso aumentar o tempo cirúrgico e a perda sanguínea. Na grande maioria dos pacientes com deformidade paralítica, a artrodese deve ser estendida da região torácica alta (T2 ou T3) até a bacia, na vigência de obliquidade pélvica. A adição de enxerto ósseo autólogo proveniente da crista ilíaca é obrigatória no leito ósseo submetido à decorticação (caso clínico ilustrativo a seguir).

CASO CLÍNICO

A execução da cirurgia de reconstrução da coluna nesses pacientes, por si só, não guarda diferenças tão marcantes quando comparada às técnicas empregadas em pacientes portadores de deformidades não paralíticas. O diferencial mais contundente é a doença de base e suas implicações clínicas.

A incidência de pseudartrose nesses pacientes é alta (em torno de 50%), fator esse que contribui para a indicação de dupla abordagem cirúrgica nos portadores de deformidades graves, acima de 90°. A realização da dissectomia por via de acesso anterior torácica ou retroperitoneal favorece a flexibilidade da curva, bem como a consolidação.

Complicações pós-operatórias incluem: infecções da ferida operatória, deiscência de sutura e formação de hematomas associados ao imobilismo de pacientes acamados. A proeminência dolorosa do implante metálico ou quebra do implante está associada a não consolidação da artrodese, que ocorre em fixações longas em pacientes portadores de deformidades de alto valor angular.

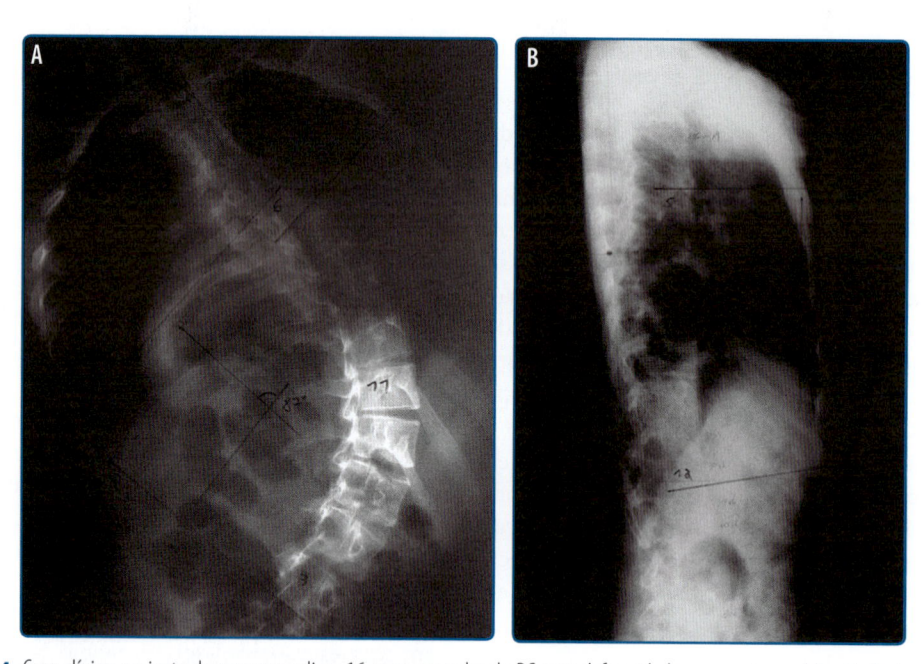

Fig. 11.4. Caso clínico: paciente do sexo masculino, 16 anos, portador de PC com deformidade progressiva e obliquidade da pelve. (**A**) Incidência anteroposterior. (**B**) Incidência lateral.

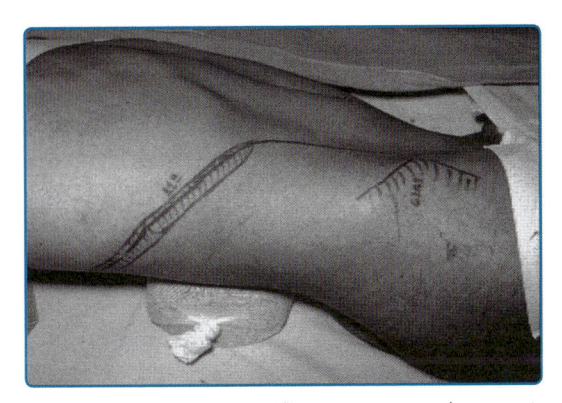

Fig. 11.5. Caso clínico: aspecto clínico com marcação do acesso cirúrgico para a abordagem anterior da coluna vertebral.

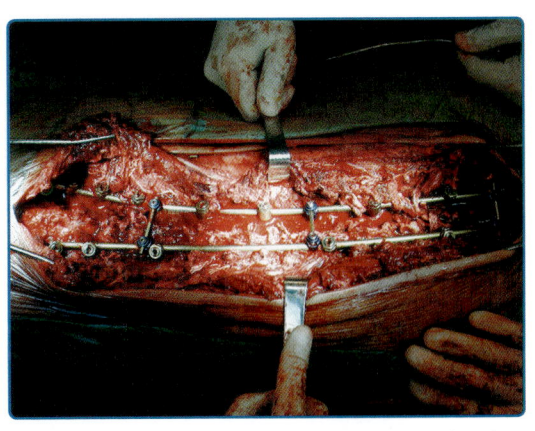

Fig. 11.6. Caso clínico: aspecto intraoperatório mostrando a abordagem por via posterior, com correção da deformidade e instrumentação com material de terceira geração, incluindo a pelve.

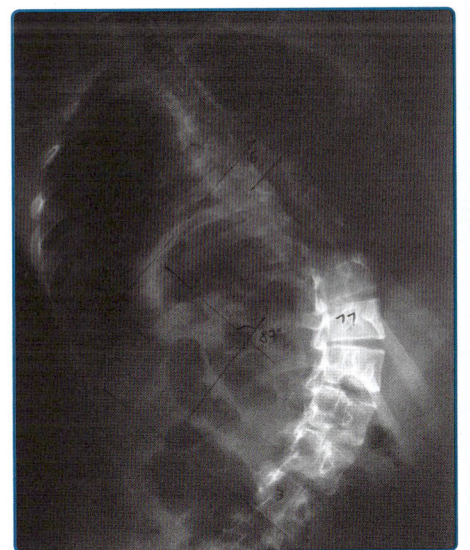

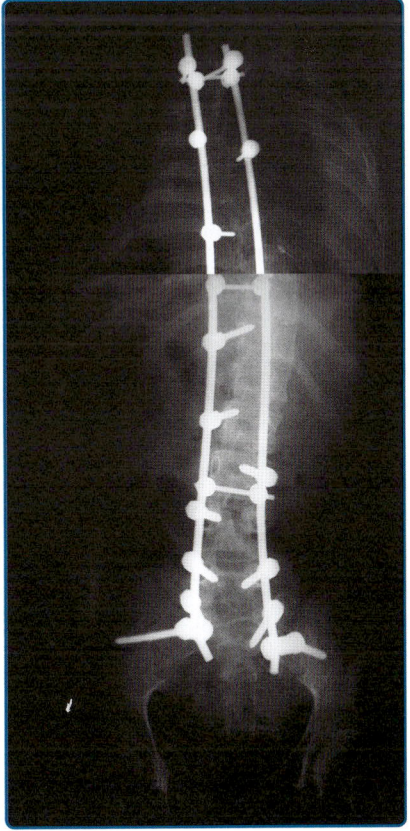

Fig. 11.7. Caso clínico: aspecto radiográfico, na incidência anteroposterior, pré-operatório e pós-operatório imediato da correção da deformidade, com instrumentação com material de terceira geração, incluindo a pelve.

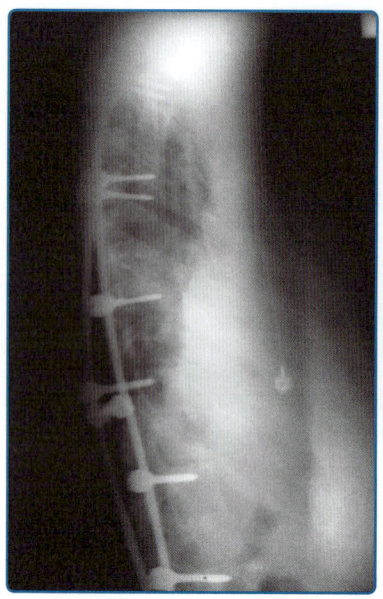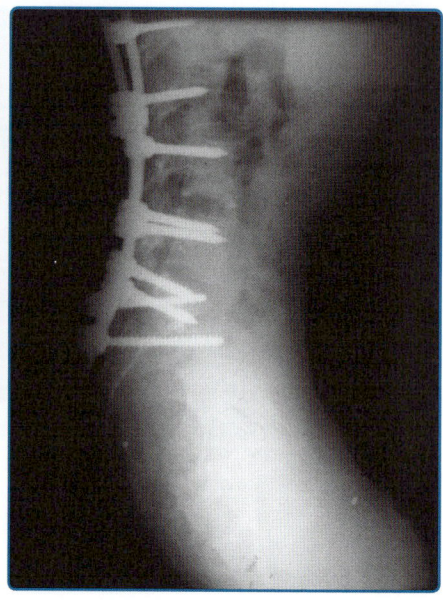

Fig. 11.8. Caso clínico: aspecto radiográfico, incidência lateral, pós-operatório imediato da correção da deformidade, com instrumentação com material de terceira geração, incluindo a pelve.

REFERÊNCIAS

1. Moe JH, Bradford DS, Winter RB, *et al.* Scoliosis and other spinal deformities. Philadelphia: WB Saunders Company; 1978.

2. Rothman-Someone. The spine. 4th ed. Philadelphia: WB Saunders Company; 1999.

3. Tachdjian MO. Pediatrics orthopedics. 4th ed. Philadelphia: WB Saunders Elsevier, 2007.

4. Miller F. Spinal deformity secondary to impaired neurologic control. J Bone Joint Surg Am. 2007;89(Suppl 1):143-7.

5. Lenke LG, Betz RR, Harms J, et al. Adolescent idiopathic scoliosis: a new classification to determine extent of spinal arthrodesis. J Bone Joint Surg Am. 2001;83(8):1169-81.

6. Hoffer MM, Feiwell E, Perry R, et al. Functional ambulation in patients with myelomeningocele. J Bone Joint Surg Am. 1973;55:137-48.

7. Benson ER, Thomson JD, Smith BG, et al. Results and morbidity in a consecutive series of patients undergoing spinal fusion for neuromuscular scoliosis. Spine. 1998;23:2308-17.

8. Jevsevar DS, Karlin LI. The relationship between preoperative nutritional status and complications after an operation for scoliosis in patients who have cerebral palsy. J Bone Joint Surg Am. 1993;75:880-4.

9. Thacker M, Hui JH, Wong HK. Spinal fusion and instrumentation for paediatric neuromuscular scoliosis: retrospective review. J Orthop Surg (Hong Kong). 2002;10:144-51.

10. Jones KB, Sponseller PD. Longitudinal parental perceptiond of spinal fusion for neuromuscular spine deformity in patients with totally involved cerebral palsy. J Pediatr Orthop. 2003;23:143-9.

11. Dubousset J. Pelvic obliquity: a review. Orthopedics. 1991;14(4):479-81.

12. Ferguson RL, Allen BL Jr. Considerations in the treatment of cerebral palsy patients with spinal deformities. Orthop Clin North Am. 1988;19(2):419-25.

13. Luque ER. The anatomic basis and development of segmental spinal instrumentation. Spine. 1982;7(3):256-9.

14. Dias RC, Miller F, Dabney K, et al. Surgical correction of spinal deformity using a unit rod in children with cerebral palsy. J Pediatr Orthop. 1996;16(6):734-4.

Capítulo 12

Gestão nos Serviços de Saúde

Frederico Carbone Filho
Vera Lúcia dos Santos Alves

As mudanças aceleradas que ocorrem no mundo atual exigem dos gestores das organizações de saúde grande capacidade de adaptação e a máxima atenção à produção de bens e serviços, que atendam à demanda e às necessidades de seus clientes[1].

Os serviços de saúde constituem um setor de atividade com características peculiares e, por sua magnitude, complexidade, importância e natureza nas funções de manutenção e recuperação da saúde, há exigência de que seus gestores tenham respostas ágeis e adequadas em termos epidemiológicos, sociais e econômicos. Assim, dispor de instrumentos adequados de planejamento e modernização gerencial é vital para que os serviços prestados possam enfrentar as mudanças, suprindo as expectativas[1].

As práticas de saúde na contemporaneidade também se alteraram para focar em novas concepções de ser humano e sua visão sobre o que é saúde e cuidado em saúde, remetendo à construção de tecnologias de processos de gestão que integram o ser, o pensar, o fazer e o estar mobilizando ações de cuidado humano. Gerir essas práticas exige discussão a respeito da diversidade de possibilidades de intervenção e requer assumir que o conceito de saúde passa a incluir o termo "qualidade de vida", gerando a necessidade de diálogo entre os parceiros que criam os serviços, os executantes e o consumidor, reconhecendo igualdades e diferenças instituídas em cada posição e a qualidade do que é disponibilizado para o cliente final[1].

Nos serviços de saúde, a qualidade deve ser enfatizada, principalmente porque o cuidado prestado ao usuário é consumido durante a sua produção, tornando-o diferente da produção de bens, em que é possível separar o produto com defeito sem maiores consequências[1].

Contudo, quando nos referimos ao potencial qualitativo na saúde, a definição da função gerencial permanece um tanto ambígua, pois a maioria dos profissionais acredita que ela contrasta com outras funções produtivas passíveis de definições claras sobre atribuições funcionais e que condicionam comportamentos normalmente previsíveis e rotineiros[1]. A gerência surge, então, como um meio de dar eficácia aos serviços, modernizando uma série de práticas administrativas que são peculiares no setor saúde. Não resta dúvida de que não há organização eficaz sem se prever, organizar, dirigir e controlar os recursos humanos, materiais e financeiros, para atingir objetivos organizacionais, porém a tarefa de mediação entre pessoas, tecnologia, materiais e ambiente requer uma postura diferenciada na saúde.

O gerente faz o elo entre o compromisso com os objetivos organizacionais e com a população a ser atendida, por isso o termo gerência é usualmente empregado como sinônimo de administração. Historicamente, o papel do gerente surgiu no início do capitalismo industrial, paralelamente ao conceito de trabalho cooperativo. Seus processos de trabalho vêm sendo discutidos mais enfaticamente desde a década de 1980, quando pesquisadores[2,3] evidenciaram que ele é orientado por uma finalidade imediata, que é a de organizar o trabalho, e outra mediata, que é a de desenvolver condições para a realização do processo de cuidar individual e coletivo. Entretanto, pesquisas demonstram que ainda existe uma lacuna importante no que se refere às competências dos profissionais que assumem, na prática, a gestão e a gerência de serviços[2,3].

Apesar da modernização, a função do gerente continua sendo a de intermediar necessidades e pessoas, o que ganha contexto superlativo na gestão de serviços de saúde, que devem ter um aspecto participativo. Essas mudanças ocorreram nos diversos âmbitos das organizações; modelos tradicionais traziam consigo rigidez organizacional e vínculo à tradição e à centralização das decisões, enquanto modelos atuais trazem conceitos de inovação, flexibilidade, trabalho em equipe e decisões descentralizadas[4]. Estes últimos refletem a busca de caminhos para melhorar o desempenho organizacional, por meio de participação efetiva de todos os envolvidos nos processos administrativos e operacionais da empresa[5].

A gestão por competências é uma alternativa aos modelos tradicionais de gestão e vem cada dia mais sendo discutida pelas organizações, ainda que seja pouco utilizada pelos serviços de saúde. Em pesquisa realizada por Fischer e Albuquerque[6] envolvendo grandes empresas do país, houve a revelação de que a maioria dessas organizações coloca a gestão por competências entre as principais diretrizes que orientarão seus modelos gerenciais de pessoas nos próximos anos.

Na saúde, a mudança gerencial deve levar em conta a sedimentação da Política Nacional de Humanização, que prevê, entre suas diretrizes, a promoção da gestão participativa, por meio da ampliação do diálogo entre os profissionais, entre estes e a população e entre profissionais e gestão[1]. Essa política define a gestão participativa, promovendo a construção de espaços coletivos em que se dão a análise das informações e a tomada das decisões. Nesses espaços estão incluídos a sociedade civil, o usuário e seus familiares, os trabalhadores e gestores dos serviços de saúde[1].

Na literatura da área de administração, há concordância de que as atribuições básicas de gerência são a direção, a organização e o controle de processos e pessoas. Assim, o papel do gestor é unir conhecimentos com seus resultados, sendo refletidos no desempenho conjunto da equipe. A função gerencial requer conhecimentos e habilidades que passam pelas dimensões técnica, administrativa, política e psicossocial, com essas possuindo significados próprios e permitindo caracterizar não um único estilo de gerência eficaz, mas qualidades que devem permear suas ações[6,7].

Apesar de já ser do conhecimento comum que um bom técnico não será, necessariamente, bom gerente, também não é possível um gestor sem conhecimento específico do trabalho gerenciado. Não se espera, porém, a profundidade de um especialista, mas a legitimação de ações, diante de seus subordinados, podendo, inclusive, constituir melhorias nas rotinas diárias.

A prática administrativa do planejamento, direção, coordenação e controle constitui o fulcro da gerência, em qualquer organização, independente do tamanho e, mesmo, de sua autonomia. Isso significa orientar o planejamento e a execução para tarefas que permitam a conquista de objetivos. Nesse sentido, a função gerencial não implica que o gerente possua apenas conhecimentos administrativos e técnicos, mas que tenha também capacidade de lidar com pessoas, de conhecer suas necessidades e valores e de motivá-las para a realização da tarefa organizacional.

A articulação das relações interpessoais é fundamental, pois na saúde a apresentação do produto final inclui eficiência, objetividade e afinidade entre colaboradores e usuários. Assim, o gerente nos serviços de saúde mostra seu planejamento, organização, coordenação e controle, ao alocar, de maneira adequada, seus colaboradores e os recursos, normalmente escassos, mobilizando e comprometendo seus funcionários na produção de serviços que atendam às necessidades de saúde da população, com impacto positivo na qualidade. Suas competências ultrapassam a análise da oferta e demanda de serviços, considerando o contexto demográfico, epidemiológico e político-institucional, buscando, assim, garantir seu provimento eficiente.

O dinamismo de interação entre as estratégias, os processos e as pessoas mostra uma orquestração eficiente entre competências e habilidades, dando fluidez aos processos de produção do cuidado ao usuário, de forma a garantir integralidade à atenção à saúde primária, secundária e terciária.

A equipe de colaboradores e prestadores de serviços será o indicador de êxito do gestor, e o trabalho exigirá repensar o papel dos profissionais no desempenho de sua tarefa e na interação que estabelecem entre si, mediada pela tecnologia, para atender às necessidades de saúde da população. Nessa visão, a equipe também precisa ser muito dinâmica[8], sendo a organização do trabalho realizada não apenas com foco na tarefa do profissional médico, mas de diversos profissionais que possuem responsabilidades distintas, porém compromissos iguais na produção dos serviços de saúde.

A gerência não pode constituir apenas um discurso, mas deve ser a forma de dotar e reordenar os serviços privados e públicos de saúde, com racionalidade e lógica, voltando para as necessidades da população atendida e focando em seu perfil epidemiológico, com o compromisso dos servidores com a qualidade, com esta sendo pretendida na magnitude e natureza dos recursos disponíveis[9]. Reordenar, então, os serviços de saúde significa não apenas formular uma nova concepção de atenção, mas identificar instrumentos que possibilitem às unidades e ao próprio sistema atingirem maior nível de eficácia.

Nesse contexto, deve ser levado também em consideração o acirramento da competição, principalmente no setor privado, aliado à especificidade de serviços especializados. Economicamente, as taxas de crescimento anuais no setor privado da saúde são superiores às de muitos outros na economia, porém a evolução tecnológica embute a elevação constante dos custos operacionais, ao mesmo tempo em que é preciso investir nas novas descobertas científicas e fomentar o desenvolvimento de tecnologias que não dispensam o emprego de outras já em uso. Assim, a complexidade do papel do gestor na saúde também passa pelo conhecimento sobre o processo saúde-doença, com a compreensão deste com o enfoque ampliado no processo biológico e social, resultante do modo como os seres humanos estabelecem relações com o meio, incorporando o contexto histórico e a subjetividade dos sujeitos com a definição de qualidade de vida.

A atenção à saúde ao longo da história da humanidade vem sendo desenvolvida de muitos modos, mas nunca como hoje foi espaço exclusivo de atuação profissional, nem envolveu uma única abordagem diagnóstico-terapêutica. É possível, no entanto, identificar, em diferentes períodos, abordagens hegemônicas na busca do desenvolvimento de diversos espaços onde o foco é o tratamento dos pacientes, o que majoritariamente hoje é realizado em instituições formais públicas e privadas de âmbito ambulatorial ou hospitalar e as modalidades de parceria público-privada.

A saúde é definida hoje pela Organização Mundial de Saúde (OMS) como um estado de completo bem-estar físico, mental e social, e não apenas a ausência de doenças, refletindo uma necessidade de visão positiva sobre o contexto de saúde, ligando-o ao bem-estar físico e social e desvinculando a palavra "saúde" de estados de organização somente fisiológicos, trazendo o mental e o social para o contexto.

De um lado, o gestor precisa garantir a universalidade e a equidade na prestação de serviços que tragam esse conceito de saúde, possibilitando a participação popular e profissional nos processos decisórios correlatos à organização da produção e também na execução dos cuidados em saúde, lidando com a integralidade das ações, a criação de espaços e formas de interação no trabalho cotidiano e no gerenciamento de conflitos. No entanto, por outro lado, será exigido do gestor que encontre a melhor via de obter alta resolutividade e boa qualidade técnico-científica das ações que serão produzidas.

Na atualidade, uma das formas de observar essas medidas qualitativas é incluir na rotina do gestor a monitorização dos indicadores de saúde. Estes têm o objetivo de informar a situação existente, comparar indivíduos e populações, presumir um prognóstico e constatar as mudanças que acontecem com o passar do tempo. Cada serviço deve criar seus indicadores, incluindo e discutindo sua relevância, sua capacidade de retratar, com fidedignidade e praticidade, as situações rotineiras e seguir os preceitos éticos e os aspectos da saúde individual ou coletiva para os quais foram propostos. A escolha e a monitoração dos indicadores incluem na rotina do gestor de saúde uma forma de medida menos subjetiva e auxiliam no direcionamento das ações e planejamento das intervenções, orientadas pela realidade de seu serviço.

Essas exigências são produto e produtoras, também, da competência de incorporar todo o conhecimento científico já produzido e operado, hoje, nas intervenções em medicina e em saúde pública, com discernimento técnico e gerencial, para fazer frente à sua específica qualificação profissional. Esta, além de compreender as decisões quanto à intervenção apropriada nos processos saúde-doença, deve aliar o individual e o populacional, contemplando a administração da oferta e consumo dos serviços, no formato de demanda individualizada por cuidados e outros serviços[10].

Não há dúvida de que essa transformação do planejamento e administração em saúde muda e renova as problemáticas e as técnicas de organização, gestão e avaliação dos processos e seus resultados. A organização do trabalho e o gerenciamento no setor saúde, especialmente no ambiente hospitalar, sofrem forte influência da administração clássica e do modelo burocrático. As organizações de saúde configuram-se em instituições complexas, em que convivem projetos políticos bastante diferenciados entre si, influenciando a gestão e a organização do trabalho.

A instituição hospitalar coloca-se como campo de disputas de grupos profissionais altamente qualificados e com grande autonomia de trabalho, os quais não se subordinam às chefias superiores ou a uma direção. Além disso, existe forte fragmentação das linhas de mando entre as várias categorias, e as corporações organizam-se, conforme sua necessidade, sem uma ordenação marcada.

Estudos recentes realizados no Brasil apontam que nas instituições hospitalares existem três grupos principais: os médicos, a enfermagem e o corpo administrativo[11,12]. Os médicos possuem grande autonomia e organizam-se por uma lógica de acordos e entendimentos baseados em ética coorporativa, e resistem a mudanças de gestão e organização do trabalho, normalmente, por não adesão aos projetos[11,12].

A enfermagem constitui um corpo profissional com elevado grau de autonomia em relação à direção, gerencia o dia a dia das unidades assistenciais e possui, internamente, uma linha de mando vertical formalizada e legitimada, em que os enfermeiros têm grande poder sobre os técnicos e auxiliares de enfermagem, porém isso não se observa em relação à categoria médica[11,12].

A área administrativa, por outro lado, funciona de acordo com uma lógica própria, detendo recursos estratégicos fundamentais para o cotidiano da vida organizacional. É uma área bem estruturada, regida por normas e rotinas, com linha de mando verticalizadas, formalizadas e consideradas legítimas[11,12].

Psicólogos, nutricionistas, assistentes sociais, farmacêuticos, bioquímicos, fisioterapeutas e outros profissionais encontram-se dispersos na estrutura hospitalar. Influenciam na gestão da instituição, têm sua lógica de organização do trabalho, porém, como estão em número menor em relação aos demais, sua influência é mais limitada. Nos serviços de nutrição, farmácia e laboratório, em que há pessoal com formação técnica de segundo grau, o gerenciamento do serviço é realizado pelo profissional de nível superior, reproduzindo uma organização interna semelhante à existente na enfermagem[11-13].

A estrutura organizacional dos serviços de saúde em geral segue, ainda, diretrizes estabelecidas por organogramas clássicos, com estruturas verticais, fragmentação das responsabilidades, formalização das relações, pautada na lógica de autoridade legal, herdada da concepção burocrática que nem sempre atende à expectativa de acolhimento e qualidade desejada pelos clientes hoje. Há, então, busca de novos rumos para a gestão e organização do trabalho em saúde, utilizando teorias administrativas mais atuais, como a estruturalista, a contingencial e outras. Também se tem apontado as dificuldades para promover mudanças no modelo de gestão, em especial nos hospitais brasileiros[2,11-14].

A perspectiva de construção de organogramas mais horizontais ou matriciais, nos modelos de gestão mais participativa nas instituições, implica reunir os profissionais naquilo que têm em comum: o objeto de trabalho. A atenção ao usuário é a única proposta capaz de reunir grupos profissionais com interesses e lógicas de organização do trabalho tão diferenciadas, e essa proposta deve ser amplamente negociada entre os diversos segmentos, com vistas à construção de uma proposta assistencial o mais consensual possível[11-13].

A gestão das práticas de saúde voltada para a promoção da saúde, para as políticas de atenção integral à saúde e para as necessidades de saúde da população constrói possibilidades de o cidadão ser protagonista do seu cuidado contando com equipes competentes ou potencializadas, o que é um constante desafio. É inadiável desenvolver uma dimensão teórico-referencial que explore novas perspectivas e tecnologias de gestão em saúde para melhorar as práticas atuais, torná-las ainda mais eficazes e efetivas, viabilizando a universalização real do acesso à saúde. As novas tecnologias de gestão em saúde que propiciem a adoção das melhores práticas necessariamente se apoiam na interconectividade do sistema de saúde. Diversidade, pluralismo e complementaridade inauguram uma concepção ampliada dos espaços e contextos sociais da saúde[15].

REFERÊNCIAS

1. Motta PR. Gestão contemporânea: a ciência e a arte de ser dirigente. 14ª ed. Rio de Janeiro: Record; 2003.

2. Leite VR, Lima KC, Vasconcelos CM. Financiamento, gasto público e gestão dos recursos em saúde: o cenário de um estado brasileiro [Funding, public spending and management of health resources: the current situation in a Brazilian State]. Ciênc Saúde Coletiva. 2012;17(7):1849-56.

3. Bosi MLM, Pontes RJS, Vasconcelos SM. Dimensões da qualidade na avaliação em saúde: concepções de gestores. Rev Saúde Pública. 2010;44(2):318-24.

4. Bosi MLM, Mercado-Martinez FJ. Notas para um debate. In: Mercado-Martinez FJ, Bosi MLM, organizadores. Pesquisa qualitativa de serviços de saúde. Petrópolis: Vozes; 2004. p.23-71.

5. Benito GAV, Licheski AP. Sistemas de informação apoiando a gestão do trabalho em saúde [Informa-tion systems supporting the management work in health]. Rev Bras Enferm. 2009;62(3):447-50.

6. Fischer AL, Albuquerque LG. Tendências de mudanças na gestão de pessoas das empresas brasileiras: Delphi RH-2010. São Paulo: Universidade de São Paulo; 2004.

7. Mattos CJ, Toledo JC. Custos da qualidade: diagnóstico nas empresas com certificação ISO 9000. Gest Prod. 1998;5(3):312-24.

8. Acunã EA. Organización del trabajo en el equipo de salud. In: OPS/OMS. Análisis de las Organizaciones de Salud. Serie Paltex nº 4. Washington: OPS/OMS; 1987. p. 116-27.

9. Evans J. Medición y gestión de los servidos médicos y sanitarios. New York: Fundación Rockefeller; 1982.

10. Laguardia J, Casanova Â, Machado R. A experiência de aprendizagem on-line em um curso de qualificação profissional em saúde [The online learning experience in a course on professional qualificatio-nin health]. Trab Educ Saúde. 2010;8(1):97-122.

11. Cecílio LCO. A modernização gerencial dos hospitais públicos: o difícil exercício da mudança. Rev Adm Pública. 1997;31(3):36-7.

12. Cecílio LCO. Autonomia versus controle dos trabalhadores: a gestão do poder no hospital [Autonomy *versus* worker's control: power management in the hospital]. Ciênc Saúde Coletiva. 1999;4(2):315-29.

13. Pires D. Organização do trabalho na saúde. In: Leopardi MT, organizadora. O processo de trabalho em saúde: organização e subjetividade. Florianópolis: Papa-Livros; 1999. p.176.

14. Benito GAV, Licheski AP. Sistemas de informação apoiando a gestão do trabalho em saúde. Rev Bras Enferm. 2009;62(3)447-50.

15. Erdmann AL, Andrade SR, Mello ALSF, *et al.* Gestão das práticas de saúde na perspectiva do cuidado complexo [Health practice management in the perspective of complex care]. Texto & Contexto Enferm. 2006;15(3):483-91.

Índice Remissivo

G

H